U0385044

骨科疾病诊疗思维

编著 魏海鹏

吉林科学技术出版社

图书在版编目（CIP）数据

骨科疾病诊疗思维 / 魏海鹏编著. -- 长春 ：吉林
科学技术出版社，2022.5
ISBN 978-7-5578-9525-9

Ⅰ．①骨… Ⅱ．①魏… Ⅲ．①骨疾病—诊疗 Ⅳ.
①R68

中国版本图书馆 CIP 数据核字 (2022) 第 115953 号

骨科疾病诊疗思维

编　　著	魏海鹏	
出 版 人	宛　霞	
责任编辑	练闽琼	
封面设计	猎英图书	
制　　版	猎英图书	
幅面尺寸	185mm×260mm	
开　　本	16	
字　　数	167 千字	
印　　张	6.75	
印　　数	1-1500 册	
版　　次	2022年5月第1版	
印　　次	2022年5月第1次印刷	

出　　版　吉林科学技术出版社
发　　行　吉林科学技术出版社
地　　址　长春市南关区福祉大路5788号出版大厦A座
邮　　编　130118
发行部电话/传真　0431-81629529　81629530　81629531
　　　　　　　　　81629532　81629533　81629534
储运部电话　0431-86059116
编辑部电话　0431-81629510
印　　刷　廊坊市印艺阁数字科技有限公司

书　　号　ISBN 978-7-5578-9525-9
定　　价　38.00 元

版权所有　翻印必究 举报电话：0431—81629508

前　言

　　作为一名合格的骨科医师，必须具备渊博的医学知识、丰富的临床经验、科学的思维方法、高尚的职业道德和严谨的工作态度。科学的临床思维是利用基础医学和临床医学知识做出诊断和提出处理方案的过程。在临床工作中，患者的临床症状和体征往往表现得不像教科书中描写的那样典型，这就特别要求年轻医师在临床实践中不断提高科学的临床思维能力。在编写过程中，将科学的临床思维、医学基础知识及丰富的临床经验融汇在一起，深入浅出、易懂易读，涵盖面广，力求实用。

前　言

目 录

第一章 骨折概论

第一节 骨折的定义、病因、分类及骨折段的移位

骨的完整性或连续性遭到破坏，即称骨折。临床上对骨折的描述，常根据创伤的原因、创伤的解剖部位、骨折线的特点、皮肤或黏膜破裂来命名，如桡骨下端伸直型开放性骨折。

（一）病因

（1）直接暴力：暴力直接作用于肢体上而发生骨折，骨折部位常伴有不同程度的软组织损伤，包括并发神经血管的损伤，如火器伤所致的胫腓骨开放性粉碎性骨折。

（2）间接暴力：骨折发生在离暴力作用较远的部位，而不发生在暴力直接作用的部位。骨折是由于暴力通过传导、杠杆或旋转作用所致。例如，肱骨髁上骨折，是由于伤员走路滑倒时以手掌撑地，暴力上传而造成肘关节以上肱骨髁上处的骨折。

（3）肌肉拉力：肌肉突然猛烈收缩，可拉断肌肉附着处的骨质。例如在骤然跌倒时，股四头肌猛烈收缩，可发生髌骨横骨折。

（4）积累劳损：长期、反复、轻微的直接或间接伤力（例如，远距离行军），可集中在骨骼的某一点上发生骨折，如第2、3跖骨及腓骨干下1/3的疲劳性骨折。骨折无移位，但愈合慢。

（5）骨骼疾病：以上四种均系健康骨骼受各种不同暴力的作用而断裂，称外伤性骨折。如因骨本身的病变而使骨质疏松，破坏变脆，在正常活动下或受到轻微的外力作用，就可发生骨折，称病理性骨折。

（二）分类

不同类型的骨折，治疗方法也有所不同。

1. 根据骨折部位皮肤黏膜完整情况分类

（1）闭合性骨折：临床上最多见。骨折部位皮肤和黏膜未破裂，骨折端与外界不相通，这种骨折不会引起感染。

（2）开放性骨折：骨折附近的皮肤或黏膜破裂，骨折端与外界相通，细菌可从伤口进入，容易造成感染。骨盆耻骨部骨折引起的膀胱或尿道破裂，尾骨骨折引起的直肠破裂，均为开放性骨折。

开放性骨折伤口的形成，可以由外向内，亦可由内向外。枪伤、爆炸伤、刀伤等所致骨折，伤口是由外向内的。骨折端由肢体内部刺破皮肤或黏膜，如胫骨骨折端刺破皮肤，肋骨骨折合并肺泡破裂等，伤口均属于由内向外者。

2. 根据骨折线的情况分类

根据骨折线的情况可分为如下几类。

（1）裂缝骨折：像瓷器上的裂纹，骨折发生裂隙，骨折片无移位，无须整复，只做简单固定或贴敷膏药即可。常见于颅骨、肩胛骨处。

（2）骨膜下骨折：多见于儿童，骨膜未破，移位不明显，愈合快。

（3）青枝骨折：多发生于儿童，骨皮质和骨膜有部分断裂，常有成角畸形，有时成角不明显，但出现骨皮质皱折，与青嫩的树枝被折时的情况类似。

（4）撕裂骨折：由于肌肉的猛烈收缩，或韧带附着点的牵拉所致，骨折线常呈横行，多伴有移位。

（5）横行骨折：多由直接缓慢的外力，或是间接暴力的杠杆作用引起，骨折线常与骨干纵轴接近垂直，复位以后，比较稳定。

（6）斜行骨折：多由间接暴力传导作用引起。骨折线与骨干纵轴呈一定的角度，呈锐角的（30°左右）称锐斜型。呈钝角的（60°左右）称钝斜型，复位后，稳定性较差。

（7）螺旋形骨折：多由扭转伤力引起，骨折线呈螺旋状，复位后，稳定性较差。

（8）粉碎性骨折：多由直接暴力所致，骨折片碎成三块以上者，称粉碎骨折，多见于成年人。骨折线呈"T"形或"Y"形时，又称"T"形或"Y"形骨折。

（9）嵌插骨折：多由于压缩性间接暴力引起，发生在长管骨干骺端坚质骨与松质骨交界处。骨折后，骨折片互相嵌入，成角不大者，往往无须复位，愈合较快。可发生在股骨颈和肱骨外科颈等处。

（10）凹陷性骨折：多由直接暴力引起，骨折片下陷，多发生在头颅、颜面骨。

（11）压缩性骨折：多由垂直压缩的间接暴力所致，松质骨因压缩而变形，常发生在下胸椎、上腰椎，椎体呈楔状。

3. 根据骨折端稳定程度分类

（1）稳定性骨折：复位后经适当外固定不易再发生移位，或骨折端不易移位者，如青枝骨折、骨膜下骨折、裂缝骨折、横行骨折、压缩性骨折、嵌插骨折等。

（2）不稳定性骨折：骨折端本身易移位，或复位后易再移位者，称不稳定性骨折，如斜行骨折、粉碎性骨折等。

4. 根据患者年龄分类

（1）产伤骨折：婴儿经产道时，助产不当造成。因婴儿生长力旺盛，组织修复能力强，骨痂多，所以愈合快。

（2）骨骺分离：发生在儿童，由于身体各部骨骺，在不同年龄出现和封闭，因此，骨骺分离只能发生于该骨骺出现后和封闭前这一段时间内。

（3）老年骨折：由于老年骨质萎缩、变性，引起骨质疏松，当受到轻微外力即可发生骨折，如股骨颈骨折，老年妇女停经后胸腰椎骨折，愈合比较慢。

（三）骨折段的移位

大多数骨折均有移位，其发生因素有：①暴力的大小、作用方向及性质；②肢体远侧段的重量；③肌肉牵拉力，此种力量经常存在，可因疼痛而增强；④搬运及治疗不当。

骨折段有五种不同的移位。临床上常合并存在，分别如下。

（1）成角移位：两骨折段之轴线交叉成角，以角顶的方向称为向前、向后、向内或向外成角。

（2）侧方移位：远侧骨折端移向侧方。一般以近端为基准，以远段的移位方向称为向前、向后、向内或向外侧方移位。

（3）缩短移位：骨折段互相重叠或嵌插，骨之长度因而缩短。

（4）分离移位：骨折段在同一纵轴上互相分离。

（5）旋转移位：骨折段围绕骨之纵轴而旋转。

第二节　骨折的临床表现及诊断

（一）病史

了解损伤原因、时间、姿势，以及功能丧失情况。

（二）体格检查

（1）畸形：骨折移位时，受伤肢体的形状则发生改变，常有缩短、成角、旋转等畸形。

（2）异常活动：正常情况下，肢体完整不活动的部位，骨折后出现了不正常的活动，即假关节。

（3）骨擦音：骨折片有移位者，骨折断端之间，可互相摩擦产生骨擦感或骨擦音。

以上三种体征为骨折的专有体征，只要发现其中之一，即可确诊。但未见此三种体征时，也可能有骨折，如嵌插骨折、裂缝骨折等。骨折端间有软组织嵌入时，可没有骨擦音或骨擦感。反常活动及骨擦音或骨擦感两项症状只可于检查时加以注意，不可故意摇动患肢使之发生，以免增加患者的痛苦，或使锐利的骨折端损伤血管、神经及其他软组织，或使嵌插骨折松脱而移位。

（4）软组织情况：骨折时，骨髓、骨膜及周围软组织内的血管破裂出血。闭合性骨折，骨折处软组织有肿胀，肿胀严重者，皮肤发亮，产生张力性水泡，严重时可阻碍静脉回流，使骨筋膜室内压力增高，甚至可阻碍动脉血液循环，发生缺血性肌挛缩。表浅部位的骨折如胫骨、尺骨等骨折，血肿表浅，受伤1～2日后，由于血红蛋白的分解，可变为紫色、青色或黄色的皮下瘀斑。深部骨折如脊椎骨折、骨盆骨折的血肿常不易察觉。开放性骨折，软组织有伤口、出血、肿胀、皮下淤血等。

（5）压痛和叩击痛：间接压痛最有价值。直接压痛往往不准确，因软组织损伤同样存在压痛。位置较深的骨折，有叩击痛存在。

（6）功能障碍：骨折后由于肢体内部支架的断裂和疼痛，使肢体丧失部分或全部活动功能（嵌插骨折及裂缝骨折等不完全骨折仍可有部分活动功能）。

在体格检查时，必须注意有否血管、神经或内脏合并损伤存在，对危及生命或后果严重的合并伤，要首先诊断，积极治疗。

（三）X线检查

X线检查是诊断骨折很有价值，几乎不可少的步骤，不但可以协助诊断，而且在治疗过程中，有具体指导意义。X线摄片检查能显示临床检查难于发现的损伤和移位，如不完全骨折，体内深部骨折，脱位时伴有小骨片撕脱或斜骨骨折面反叠等。邻近关节的骨折，脊柱骨折等多拍摄正侧位，跟骨骨折拍侧位和轴心位；跖、掌骨拍正位与斜位，腕舟状骨拍正位和蝶位，特殊情况拍特殊位置。儿童骨骺损伤，有时不易确定损伤存在与否，可拍摄健侧肢体相应部位，以进行比较。有的无移位的裂缝骨折，急诊摄片时不易发现骨折线而临床症状较明显，必要时可待 2 周后骨端有吸收时重复摄片，往往可以看到骨折线。

骨折的正确诊断必须将患者受伤病史、体格检查和 X 线检查加以综合分析，不能片面依赖 X 线检查的结果，而忽视临床征象。

第三节　骨折的并发症

（一）早期并发症

骨折早期可能出现全身合并症，如休克、弥散性血管内凝血、呼吸窘迫综合征等。

（1）大出血：多见于多发性骨折、股骨骨折、骨盆骨折、脊椎骨折或大血管损伤。如伸直型肱骨髁上骨折的近折端可能伤及肱动脉。

（2）神经损伤：脊髓损伤多发生在颈段和腰、胸段脊柱骨折和（或）脱位时，形成损伤平面以下的截瘫。周围神经损伤较多见的有：上肢骨折损伤桡神经、正中神经和尺神经。

（3）脏器损伤：肋骨骨折可能合并肺实质损伤。暴力打击胸壁下段时，可能造成肝、脾破裂，特别在有脾肿大时更易破裂，形成严重内出血和休克。骨盆骨折特别是耻骨与坐骨支同时断裂时，容易导致后尿道（主要为膜上部）断裂。骶尾骨骨折可能刺破直肠，而导致下腹疼痛，肛门指检时可能有血染指套。

（4）肌肉、肌腱、韧带损伤。

（5）骨筋膜室综合征：由于骨折及肌肉损伤出血或肢体外部受压、外固定过紧，使骨筋膜室内压力升高，阻断了肌肉及神经的血供应，造成肌肉缺血、坏死、挛缩及神经麻痹，可造成严重的残疾。

（6）感染：开放性骨折可发生一般化脓感染，也可发生气性坏疽及破伤风等特殊感染。

（二）晚期并发症

（1）骨折延迟愈合及不愈合：骨折后经处理，在一般公认时间内，骨折断端仍未出现骨性连接，X 线片上，显示骨折断端所产生的骨痂较少，骨折线不消失，骨折断端无硬化现象，此为骨折延迟愈合。而骨折愈合时间经再三延长后，骨折端仍没有愈合，X 线片显示骨折断端互相分离，骨痂稀少，两断端萎缩光滑，骨髓腔封闭，骨端硬化，临床上骨折处有假关节活动，称为骨折不愈合。

（2）骨折畸形愈合：主要因骨折后未及时整复，或整复不佳，或固定不好，或过早地拆除固定，由于肌肉的牵拉、肢体的重量、不恰当的负重，而致骨折远近端之间发生重叠、旋转、成角，由于没有及时发现与矫正而愈合，称骨折畸形愈合。

（3）关节功能障碍：可由几种原因引起。①关节内粘连，常发生于关节内骨折或关节脱位后，由关节囊及关节面之间的粘连引起。长时间关节制动，也可发生关节粘连。②关节周围粘连，关节周围的肌肉和韧带损伤出血，或反应性的组织肿胀，长时间制动后，也可形成粘连，影响关节活动。③肌肉或肌腱粘连，当骨折伴有邻近的肌肉严重损伤时，肌肉可与骨粘连，影响关节的活动。

例如，股骨中下 1/3 骨折，因股中间肌粘连，可影响膝关节的屈伸活动。手部肌腱损伤及粘连，也是影响手部关节活动的常见原因。④骨化性肌炎，关节扭伤、脱位及关节附近的骨折，特别是肘关节，骨膜剥离后，形成骨膜下血肿。若处理不当，血肿较大，经机化、骨化后，在关节附近的软组织内可产生广泛的骨化，影响关节活动功能。

（4）创伤性关节炎：关节内骨折若未准确复位，或下肢骨折畸形愈合后，因关节面不平整，可引起创伤性关节炎。

（5）缺血性骨坏死：骨折发生后，骨折段的血液供应被切断而致坏死时，称缺血性骨坏死。X线片表现为骨密度增高、变白。常见的有股骨颈骨折后股骨头缺血性坏死。另外，腕舟骨骨折、月骨脱位和距骨颈骨折脱位后，易发生缺血性坏死。

（6）骨髓炎：由开放性骨折或手术后伤口感染所引起。

（7）压疮：截瘫和严重外伤的患者，长期卧床，若护理不当，骨隆突处如骶骨部、足跟部长期受压，局部软组织发生血液供应障碍，易形成压疮。

（8）坠积性肺炎：骨折患者长期卧床，可患此病。故在治疗骨折时，应注意功能锻炼，使患者及早起床行动。

（9）尿路感染及结石：长期留置导尿管患者，若护理不当，可引起上行性尿路感染，发生膀胱炎等。长期卧床患者，全身骨骼易发生废用性脱钙，大量钙盐从肾脏排出，在翻身不勤或饮水不多时，则排尿不畅，易于形成结石。

在治疗骨折时，应尽最大努力预防和治疗这些并发症。

第四节　骨折愈合、延迟愈合和不愈合

（一）骨折愈合过程及临床表现

骨折愈合过程可分为三期，分别如下。

（1）血肿机化期：骨折后，因骨折本身及邻近软组织的血管断裂出血，在骨折部位形成了血肿，血肿于伤后 6～8 小时即开始凝结成含有网状纤维素的血凝块。骨折断端因血液循环中断，逐渐发生坏死，有数毫米长。随着红细胞的破坏，纤维蛋白的渗出，毛细血管的增生，成纤维细胞、吞噬细胞、异物巨细胞的侵入，血肿逐渐机化，肉芽组织再演变成纤维结缔组织，使骨折断端初步连接在一起，称为纤维性骨痂，在骨折后 2～3 周内完成。

此期完成时，骨折端仍存在有一定弹性的成角活动。肢体骨折部位仍有水肿及压痛。X 线片上可见到少量膜内骨化影，但尚无软骨内骨化现象。

（2）原始骨痂期：充塞在骨折断端之间由血肿机化而形成的纤维结缔组织，大部分转变为软骨、软骨细胞，经过增生、变性、钙化而骨化，称软骨内骨化。

骨折后 24 小时内，骨折断端处的外骨膜开始增生、肥厚，外骨膜的内层即生发层中成骨细胞增生，产生骨化组织，形成新骨，称骨膜内骨化。新骨的不断增多，紧贴在骨皮质的表面，填充在骨折断端之间，呈斜坡样，称外骨痂。在外骨痂形成的同时，骨折断端髓腔内的骨膜也以同样的方式产生新骨，充填在骨折断端的髓腔内，称内骨痂。内骨痂由于血运供给不佳，故生长较慢。内外骨痂的不断生长，逐渐接近而会合。

在骨折两断端间隙内尚有中间骨痂，为血肿外围的成骨细胞或成软骨细胞的侵入，通过软骨内骨化而产生新骨。软骨内骨化复杂而缓慢。

由此看来，骨性骨痂主要是经膜内化骨形成（外骨痂为多，内骨痂次之），其次为软骨内化骨（中间骨痂），它们的主要成分为成骨细胞，其次为成软骨细胞，均来自外骨膜深层和内骨膜。所形成的内外骨痂，沿着皮质骨的髓腔侧和骨膜侧向骨折线生长，彼此会合。外骨膜在骨痂形成中有较大的重要性，因此在治疗中任何对骨膜的损伤，如手术整复、粗暴手法复位或过度牵引等均对愈合不利。

新形成的骨痂中的血管，连同破骨细胞和成骨细胞侵入骨折端，一面清除坏死骨组织，同时也形成活的骨组织，如此交替进行。骨样组织逐渐经过钙化而成骨组织。当内外骨痂和中间骨痂会合后，又经过不断钙化，其强度足以抵抗肌肉的收缩、成角、剪力和旋转力时，则骨折已达临床愈合，一般需4～8周。

此期完成时骨折局部无水肿及压痛。无异常活动。X线片可见膜内骨化部分两端已会合，软骨内骨化也连成一体。整个骨痂成梭形。骨折线仍可见。此时骨折已达临床愈合。

（3）骨痂改造期：骨折部的原始骨痂进一步改造，成角细胞增加，新生骨小梁也逐渐增加，且逐渐排列规则和致密，而骨折端无菌坏死部经过血管和成骨细胞、破骨细胞的侵入，进行死骨的清除和形成新骨的爬行替代过程，骨折部位形成了骨性连接，一般需要8～12周才能完成。

此时骨折愈合已很牢固，病肢可以开始使用。

以后骨痂之骨小梁，根据患者负重力线的需要通过破骨细胞和成骨细胞的相互作用，进行重新排列，吸收不需要的骨痂，不足部位生长出新的骨质，骨髓腔重新开放。最后骨折痕迹，在组织学或放射学上可完全或接近完全消失。成人所需时间一般为2～4年，儿童则需2年以内。

（二）影响骨折愈合的因素

全身因素、局部因素及治疗方法，都可直接和间接影响骨折愈合过程。

1. 全身因素

（1）年龄：小儿因其组织的再生和塑形能力强，因此，骨折愈合速度较成人快，功能恢复好。如小儿股骨骨折，1个月能基本愈合；而成人股骨骨折，往往需要3～4个月才能基本愈合；老年人的股骨骨折愈合速度和功能恢复则更慢。

（2）全身健康情况：慢性消耗性疾病，如糖尿病、重度营养不良、钙代谢障碍、骨软化症、恶性肿瘤等患者，如发生骨折，则骨折愈合延迟。

（3）个体差异：个体不同，骨折愈合速度可有差异。

2. 局部因素

（1）骨折类型：螺旋形和斜行骨折，因骨折断面接触大，有部分新生骨痂生长，就容易出现临床愈合，所以骨折愈合快。横行骨折骨折断面接触小，虽有相当量新生骨痂形成，常不能得到临床愈合，往往需要较多量的成熟骨痂才能达到临床愈合，故临床愈合速度相对地较螺旋形和斜行骨折慢。

骨折端接触紧密，有利于骨折的愈合。如嵌入骨折较易愈合，而骨折端间有裂隙或分离，中间夹有软组织，则不易愈合。

骨端间有剪式应力或其他形式的活动会影响骨折的愈合。

（2）骨折段血液供给情况：骨折愈合过程中的组织再生，需要足够的血液供给，若骨折段血液供给减少者，则骨折愈合速度变慢；骨折段血液供给受到严重障碍或完全丧失，则骨折愈合可发生延迟连接，甚至缺血性骨坏死。

（3）软组织损伤程度：直接暴力造成的骨折，软组织损伤严重，肌肉、血管、神经、骨膜均可能有不同程度损伤，骨折愈合的速度就可能较慢。而间接暴力所致的闭合性骨折，软组织损伤较轻，骨折愈合较快。放射性复合伤所致的骨折愈合慢或不愈合。

（4）感染的影响：开放性骨折发生感染，引起化脓性骨髓炎，或死骨形成，骨折断端充血脱钙，骨折愈合很慢。

（5）骨折的数量：多发性骨折或一骨上有多段骨折，骨折愈合速度也较慢。

3．治疗因素

（1）整复：骨折的治疗方法，有手法整复和手术整复。手法整复，骨折部基本上仍保持损伤后血液的供给，骨折愈合较快。若粗暴的手法，造成了骨折断端及周围软组织的损伤，可破坏血液供给，影响骨折愈合。手术整复，一方面破坏了骨折的血肿；另一方面手术中切开软组织，剥离骨膜，势必进一步破坏了骨折部血液供给，使骨折愈合的时间延长。

（2）牵引：持续牵引，如牵引力过重，超过了伤肢肌肉的张力，发生了过度牵引，使骨折断端分离，容易形成延迟愈合。

（3）固定：骨折复位后，有效的固定是十分必要的，可维持骨折断端的对位对线，防止发生不利于骨折愈合的旋转或成角活动，使骨折愈合顺利进行。若固定不确实，骨折断端仍有剪力或旋转力，则可破坏愈合中的骨痂，使骨折延迟愈合或不愈合。

（4）锻炼：骨折复位和固定后，应做早期和恰当的功能锻炼，局部有效相对固定，可控制骨折断端的不利活动。早期适当的操练，可促进肢体局部血液循环，增强新陈代谢，有利于骨折断端的进一步对合与加速愈合；相反，不利于骨折的活动和锻炼，则造成骨愈合延迟。

（5）感染：手术后伤口感染，会严重影响骨折的愈合。

（6）中药：祖国医学治疗骨折内服药物方剂较多，主要成分都相似，用药目的也一致。在骨折的三期中，各有不同的治则。早期，以活血化瘀生新为主；中期，以和血接骨生筋为主；后期，以补气养血强壮筋骨为主。外用药第一、二期，以活血散瘀和血生新为治则的敷贴药膏，后期骨折已达临床愈合，可应用熏洗药物，通过内服、外敷药物的应用，可以促进骨折的愈合。

影响骨折愈合的因素较多，正确认识和掌握骨折愈合的内在规律，就可以在治疗中充分利用其有利因素，尽量避免和克服其不利因素，从而使骨折愈合和功能恢复，在愈合速度上和质量上，都能获得较理想的结果。

（三）骨折延迟愈合

延迟愈合是指骨折的正常愈合进程受到干扰，使愈合过程延长，临床主要表现为骨折局部软组织水肿及压痛持续存在。X线片表现为骨痂出现较晚，血沉长期增快。

造成骨折延迟愈合的原因较多，除个别患者因全身重度营养不良、维生素严重缺乏、骨质本身疾患等影响骨折愈合外，大多数还是局部因素的影响，如骨折整复后固定不确实，骨折断端间存在旋转力或剪力，造成一个活动面，从而始终不能获得骨性愈合。开放性骨折发生感染或死骨形成；持续牵引治疗，发生过度牵引，均为较常见的原因。

骨折延迟愈合虽骨折愈合速度缓慢，但骨痂仍有继续生长的能力，只要找出发生的原因，做针对性治疗，骨折还是可以连接起来的。

因固定不恰当引起的延迟愈合，常见于股骨颈囊内骨折后，骨折断端往往存在剪式和旋转伤力，一般外固定尚不能控制这两种伤力，比较理想的治疗是应用三刃钉内固定。舟状骨骨折常存在剪式伤力，而局部血液供给也较差，应做较大范围和较长时间的固定，常可获得骨折的完全愈合。

感染引起的延迟愈合，一般轻度感染，只要保持伤口的引流通畅，良好的制动，经过有效抗菌药物的应用，还是可以愈合的。如果感染伤口中，有死骨形成或其他异物存留，应给予去除，才能使骨折获得愈合。

过度牵引引起的延迟愈合，主要是治疗中没有及时调整牵引重量所致，尤其是开放性骨折，软组织有损伤，更可能发生过度牵引，应特别注意。临床实践中看到骨端分离数毫米，常要经过数月才能愈合。所以要经常测量肢体长度与健侧对比。若发现有过度牵引应立即减轻重量，使骨折断端回缩，鼓励伤员进行肌肉锻炼。如骨端牵开的距离较大，骨性愈合十分困难者，可考虑植骨手术治疗。

（四）骨折不愈合

骨折不愈合是指骨折修复的自然过程已完全停止，如不经治疗，改变骨折部位的局部条件，则不能形成骨连接。

骨折不愈合，常常由于骨折端夹杂较多的软组织。开放性骨折扩创中过多地去除碎骨片，造成骨质缺损，是骨不愈合的主要原因。多次的手术整复破坏了骨折部位的血液循环，对造成骨延迟愈合的因素没有及时治疗，发展下去也可造成骨不愈合。

临床表现为患肢持续性疼痛、不稳定、使用无力。检查时肢体有异常活动或假关节。局部可有水肿及压痛。X线片表现为骨端硬化，骨髓腔封闭，有时两骨折端形成杵臼状假关节。

骨折不愈合一般均需采用植骨术。

第五节　骨折治疗

治疗骨折的最终目的是使受伤部位最大可能、尽快地恢复正常功能。为此应选择最为简便、安全而又有利于骨折愈合以及功能恢复的治疗方法。治疗骨折有三大原则：复位、固定和功能锻炼。

一、复位

（一）骨折早期复位

可使骨折修复顺利进行。复位的方法有手法复位和手术复位两类。如果过长地拖延复位时间，就会造成骨折复位的困难。例如，儿童肱骨髁上骨折，一周后，就可能出现骨膜下新骨形成和血肿机化，引起骨折正确复位的困难，不利于骨折的修复。

骨折复位是治疗骨折的首要步骤，所以，对每一个骨折，原则上应争取解剖学对位。而对某些骨折来说，复位时有一定困难，虽未完全恢复到解剖位置，但骨折愈合后，不影响该伤肢的功能，称功能对位。因此在治疗骨折时，要重视伤肢功能恢复，而不能片面地、机械地强求解剖学的复位。儿童长管状骨骨折，通过努力进行手法复位，尚不能达到完全的解剖学对位，轻度的重叠或侧方移位，可不必做手术复位。因为儿童发育过程中塑形能力强，可以自行矫正，一般不致引起较大的功能障碍。在临床实践中常常遇到，有些儿童与家属，他们看到整复后的 X 线片，骨折端仍留有轻度的侧方或重叠移位，担心日后肢体功能的恢复。这时，医务人员就应用类似通过治疗塑形好的实例进行解释，往往可以消除他们不必要的顾虑。

若伤肢局部肿胀严重，甚至形成皮肤水泡，复位更加困难。此时仍应力求争取骨折复位，如果消极等待肿胀消失，往往延误复位的时机。

遇到伤员处于昏迷、休克状态，或合并内脏、颅脑等损伤时，则先要集中力量进行抢救，待全身情况稳定以后，才可以进行骨折复位。

（二）复位的标准

一般来说，骨折复位应争取到解剖学对位，或接近解剖学对位。但临床实践中，由于骨折部位、骨折类型、伤后骨折的肿胀程度、复位时设备条件和复位者技术水平等不同，应根据具体情况，尽最大努力使患肢得到最好程度的恢复。以骨折修复后，不影响患者肢体的功能为原则。具体地说，成人骨折，只要对线良好，无旋转和成角畸形，仅轻微的侧方或缩短移位是许可的。如单纯为了追求解剖学的对位，而进行多次复位，不但增加了软组织的损伤，甚至可造成血管、神经损伤等并发症，对骨折修复和日后功能恢复均有害而无益。

复位时，要辩证地分析，上肢、下肢和患者不同年龄的具体要求。上肢功能主要是活动，对肢体长度要求不那么严。下肢的功能主要是负重，则对力线和肢体长度要求较严。儿童骨折，因其骨痂塑形能力强，要求较低。

（1）上肢：肱骨骨折，较多的缩短畸形和侧方移位，略超过 5°～10°的成角，对患肢功能影响都不大。尺桡骨骨折要求较严。侧方移位不可超过 50%，成角畸形在 5°～10°以下时，对前臂旋前、旋后功能影响不大。尺桡骨必须同时整复，如其中一骨没有整复，则上或下尺桡关节发生半脱位，产生疼痛。桡骨下端背侧移位骨折，如侧方移位较多，则腕部可造成明显畸形、疼痛，也影响手的功能。

（2）下肢：下肢骨折缩短应不超过 2cm 为宜，过多的缩短，会出现跛行，日久会引起髋部和腰部疼痛。胫腓骨骨折成角不超过 5°～10°，否则会造成踝关节和膝关节的轴线不与地面平行，而使踝关节面或膝关节面倾斜，就可能产生创伤性关节炎，而引起相应关节的疼痛。单纯的侧方移位影响不大。股骨可有其直径的 2/3～4/5、胫骨可有 1/3～1/2 的侧方移位，均对下肢功能无较大影响，唯胫骨骨折因接近皮肤表面，移位骨端突出皮下，容易造成骨突处外伤。旋转移位，应尽最大努力矫正，下肢的内旋或外旋，均会影响下肢行走的步态。

（3）儿童：儿童骨折整复要求较宽，一般 15°以下成角及旋转畸形，以及轻度的缩短或侧方移位，在儿童发育中，均可靠强大的塑形能力得到代偿，日后可无明显功能障碍。

（4）关节内骨折：关节内骨折，骨折线经过关节面者，复位要求较高，应争取解剖学复位。如髌骨骨折轻度移位，关节面不平整，就可造成膝关节创伤性关节炎。肱骨外髁骨折，有旋转侧向移位者，可影响肘关节伸屈功能。内外踝骨折都不允许有成角、旋转、侧方移位存在，否则会造成踝关节创伤性关节炎。关节内骨折，手法复位不能达到比较满意的解剖学复位者，则应酌情考虑手术复位内固定。

（三）复位的方法

1. 手法复位

治疗骨折方法中，手法复位应用最广泛，也较安全。大多数骨折都可采用手法复位获得满意的效果。但手法必须轻柔，因为粗暴的手法不仅会增加患者的痛苦，而且可以造成软组织和骨膜的损伤，影响骨痂形成，延迟骨折愈合。手法复位，经试行不能成功时，则要冷静分析原因，必要时还可进行手术复位。例如，小儿肱骨外髁骨折因伸肌群将骨折片牵拉翻转，手法整复不能成功时，应考虑手术复位。

医务人员，首先要充分了解患者的损伤情况，根据骨折的类型、移位方向和程度，做出确切的估计，制定复位方案，使参加复位者做到心中有数，做好复位的准备工作，选用适当的手法，进行复位。

骨折复位前，必须先给患者进行适当的麻醉，使受伤部位的疼痛解除，肌肉松弛，在这样的条件下，骨折复位不但可以顺利进行，也不易造成骨折周围软组织的附加损伤。根据患者的年龄、全身情况、骨折部位和类型，以及软组织的损伤程度，在有利于患者的前提下，结合复位所需的时间，选择有效、简便、经济、副作用小的麻醉方法。

手法复位常用下面几种方法。

（1）手摸心会：把 X 线片上显示的骨折移位方向和患者肢体的实际情况结合起来，在术者头脑中形成一个骨折移位的实体概念。手摸骨折断端时，要先轻后重，由浅入深，从远到近，两头相对，达到确实体会患者肢体内骨折断端的位置和方向。为下一步的手法治疗做好准备。

（2）拔伸牵引：主要是克服肌肉拉力，矫正重叠移位，恢复肢体长度，是复位中的重要步骤。开始牵引时，肢体先保持在原来位置，沿着肢体纵轴，由远近骨折断端做牵引和反牵引。根据患者的年龄、肌肉发达情况，做到用力轻重适宜，持续稳准，使移位的骨折断端慢慢地拔伸出来。

（3）旋转屈伸：主要矫正骨折断端间的旋转和成角畸形，应根据骨折畸形特点，予以相反方拗之手法，即可顺利复位。踝部外翻外旋骨折，予以内翻内旋矫正；桡骨下端骨折向背侧移位，予以掌屈位纠正；伸直型肱骨髁上骨折，须在牵引下屈曲；屈曲型肱骨髁上骨折则须伸直等。骨折断端呈斜面，长而重叠较多，阻止复位时，可将骨折远端旋转至骨折近端之前方或后方，然后加以牵引，即可复位。所以，在矫正旋转和成角移位时，要按骨折部位、类型，结合骨折断端肌肉牵引方向，利用它的生理作用，将骨折断端旋转屈伸到一定位置，远近骨折断端才能轴线相对，重叠移位才能较省力地矫正。

（4）推挤提压：重叠、旋转、成角移位矫正后，侧方移位就成了骨折的主要畸形。对于侧方移位，可以用手指和鱼际部直接用力于骨折断端，使其复位。复位者一手固定骨折近端，另一手握住骨折远端。内外侧移位（左右侧），用推挤手法，一手推，一手挤；前后移位（上下）用提压手法，一手提，一手压。复位者的手指或鱼际部与患者骨折部皮肤要紧密相贴，通过皮下软组织直接作用于骨折断端，切忌在皮肤上来回摩擦。

（5）摇摆叩击：经过以上手法，一般骨折即可基本复位，但横断锯齿型骨折的断端间，可能仍有裂隙，为了使骨折面紧密接触，复位者可用两手固定骨折部，由助手维持牵引下稍稍左右或上下摇摆骨折远端，帮助骨折进一步对合。但不稳定性骨折，不能应用。如骨折发生于干骺端，松坚质骨交界处，在骨折复位后，将骨折处上下关节固定，复位者用手掌沿其纵轴方向将远侧骨片向骨折部位轻轻叩击，使骨折断端紧密相嵌，则骨折处更加稳定。

（6）夹挤分骨：凡是两骨并列部发生骨折，如尺桡骨、胫腓骨、掌骨、跖骨发生骨折时，骨折断端因骨间肌或骨间膜的收缩而互相靠拢。复位时应以两手拇指及示、中、环指三指，由骨折部掌侧、背侧夹挤骨间隙，使靠拢的骨折断端分开，远近骨折端互相稳定，使并列的双骨折能像单骨折一样。

（7）折顶回旋：横断锯齿型骨折、钝斜行骨折、有成角畸形者，骨折一侧的骨膜与软组织常没有破裂，单纯拔伸牵引，常不能解除骨断端交锁，以致骨断端不能良好复位，手术者用两手拇指顶住骨折突出的一面，其余手指环抱凹陷的一面，先将骨折片折向成角的一面，加大成角畸形，解除骨片交锁，然后用逐步向成角的相反方向折顶，应用三压点的原理，使之复位。

回旋手法多用于肌肉较厚处的骨干骨折（股骨、肱骨）的斜行骨折，少数横断骨折断面背对背移位时，当骨折断端之间有软组织嵌入，须加重牵引使两骨折断端分离，嵌入的软组织可能自己解脱，而后放松牵引。整复者两手分别握住远近骨折端，按原来骨折移位方向逆向回旋，导致骨折端相对，从骨折断端摩擦音的有无和强弱，来判断嵌入的软组织是否完全解脱。

背向斜位的斜面骨折，需参照受伤机制，以骨折移位时的相反方向，施行回旋手法。回旋时，必须谨慎，以免损伤血管、神经。如感觉有软组织阻挡，即应改变回旋方向，使背对背骨折端变成面对面后，再整复其他移位。

（8）按摩推拿：主要是调理软组织。轻柔地循肌肉、肌腱的活动方向，顺骨摸筋，达到散瘀舒筋的目的。

以上是常用的手法复位方法，为方便介绍而分点叙述，事实上在复位中多联合使用。复位过程中，术者应做到沉着、稳健，力争在1～2次手法中，使骨折复位成功，不断提高复位成功率。

复位后，必须认真地检查患肢骨折部的外形、长短，是否已恢复正常。在给予适当有效的外固定后，进行X线透视或摄片，以确证复位结果。如复位不良，根据需要，再予以矫正。

2. 牵引复位

牵引既可用为复位的方法，又是维持复位的措施。主要用于手法牵引不能复位或复位后不稳定的骨折。以下肢骨折及颈椎损伤较为常用。

3. 切开复位

是骨折不愈合的重要原因，应慎重选择，必须严格掌握适应证，防止滥用。如下几种情况可作为切开复位的参考指征：①累及关节面的骨折，手法复位不能达到关节面良好对位者，如胫骨平台凹陷性骨折等。②骨折后，因附着在骨片上的肌肉收缩，使骨片移位，不易对合者，如移位较大的髌骨骨折、尺骨鹰嘴骨折等。③骨折端剪式伤力大，血液供应差，骨断端需要严格固定才能愈合者，如股骨颈囊内骨折。④骨折断端间有软组织如肌肉、肌腱、骨膜、神经等嵌入，手法复位失败者，如胫骨内踝骨折骨膜嵌入。⑤一骨上有多段骨折，手法复位困难者。⑥长骨骨干不稳定性骨折，手法复位不满意，又不宜应用牵引方法治疗者，而用内固定又有较好的疗效，如股骨上中 1/3 横行骨折、胫骨中下 1/3 斜行骨折。⑦骨折伴有肢体主要血管断裂，治疗中应首先重建骨支架者，如部分性和完全性肢体断离。⑧骨折不连接或发生畸形愈合，功能恢复不良者。

二、固定

合适有效的固定，是骨折愈合的关键之一。它可继续维持骨折复位后的对位对线，又可防止不利于骨折愈合的剪力旋转力和成角的活动。常用的固定方法有两类：骨折复位后，用于伤肢外部固定的为外固定，有小夹板、石膏绷带、持续牵引等；骨折复位后，用于伤肢内部的固定为内固定，有螺丝钉、钢板、三刃钉、髓内针等。这些内固定物的材料均用对组织无腐蚀性的、优质不锈钢或钒钢等制成。治疗时，根据骨折的类型，内固定后，常需借助外固定做短期或长期的协同固定，使疗效更为确实。

三、功能锻炼

早期合理的功能锻炼，可促进患肢血液循环，减少肌肉萎缩，保持肌肉力量，防止关节僵硬，促进骨折愈合。所以，被固定的小夹板、石膏或持续牵引中的肢体，均要做适当的肌肉收缩和放松锻炼。对于没有固定的关节，应及时鼓励患者做主动的功能锻炼，当骨折端已达临床愈合就逐渐加强负重锻炼。

临床上功能锻炼有两种形式：主动运动与被动运动。

1. 主动运动

主动运动是功能锻炼的主要形式，根据患者的活动能力，在不影响骨折断端移位的前提下，尽早进行肌肉收缩放松运动及未固定关节的各向运动，来促进血液循环，增强体质，减轻创伤对全身反应，防止关节僵硬，因此主动运动应自始至终贯串在整个骨折修复过程中，具体可分为两个阶段。

（1）第一阶段：骨折 1～2 周内断端虽经整复，但不稳定，偶尔伴有轻度侧方移位或成角畸形的残余，此时骨折并发的软组织损伤尚需修复，局部疼痛、肢端肿胀仍存在，因此锻炼的主要形式是通过肌肉收缩放松运动及在不影响断端再移位的情况下，进行上下关节屈伸活动，以帮助血液回流，促进肿胀消退，防止肌肉萎缩，同时也通过肌肉收缩和舒张使压力垫效应力增强，对稳固断端和逐渐整复残余畸形有一定作用。例如，尺、桡骨双骨折经复位固定后，即可进行指间关节、指掌关节的屈伸锻炼，手指内收外展，肘关节屈伸和肩关节屈伸、内收外展、旋转等锻炼。

骨折 2～3 周后肢体肿胀疼痛已明显减轻，软组织创伤已基本修复，骨痂开始形成，断端初步连接，除加强进行肌肉收缩与放松运动外，其他关节均可逐渐加大主动活动度，由单一而到几个关节的协同锻炼，在牵引架上的患者，也可通过肌肉收缩、放松和身体其他部位的运动来带动患肢的活动。

（2）第二阶段：此时骨折已达到临床愈合标准，外固定和牵引拆除后，除了固定期间所控制的关节活动需继续锻炼修复外，某些患者由于初期锻炼比较差，固定拆除后，还可能存在关节粘连、关节囊挛缩、肢体水肿等症状，那么必须继续鼓励患者加强功能锻炼，配合中药外洗和推拿来促进关节活动和肌肉力量的迅速恢复。另外，还可据病情需要适当配合物理治疗，但应仍以主动锻炼为主。

2．被动运动

被动运动是适用于患肢肌肉无力，不能主动运动时所采用的一种活动。

（1）按摩：适用于骨折断端有肿胀的肢体，通过轻微按摩来帮助肿胀消退。

（2）关节被动活动：骨折固定初期，少数患者因惧怕疼痛不敢做主动锻炼，宜在医务人员帮助下进行辅助性活动，促使患者更好地做主动锻炼。对早日消除肿胀，防止肌肉萎缩粘连、关节囊挛缩有一定作用，但操作时要轻柔，勿使骨折再度移位和加重局部创伤。

3．功能锻炼注意事项

（1）功能锻炼必须在医务人员指导下进行。

（2）功能锻炼应根据骨折的稳定程度，可从轻微活动开始逐渐增加活动量和活动时间，不能操之过急，若骤然做剧烈活动而容易造成骨断端再移位，同时也要防止有些患者在医务人员正确指导下不敢进行锻炼，对这样的患者应做耐心说服工作。

（3）功能锻炼是为了加速骨折愈合与恢复患肢功能，所以对骨折有利的活动应鼓励患者坚持锻炼，对骨折愈合不利的活动要严加禁止，如外展型肱骨外科颈骨折的外展活动，内收型骨折的内收活动，伸直型肱骨髁上骨折的伸直活动，屈曲型骨折的屈曲活动，前臂骨折的旋转活动，胫腓骨干骨折的内外旋转活动，桡骨下端伸直型骨折的背伸桡屈活动等都应禁止。

第六节　骨与关节损伤的处理原则

一、检查患者的肌肉骨骼系统

在初次检查有多发性损伤的患者时，明确主要骨与关节的损伤有利于将患者安全地运往医院，有利于恰当地护理患者，并有可能预防威胁患者生命或肢体的并发症。

应尽早快速、系统地检查骨骼系统。如患者颈部没有疼痛，应检查颈椎的侧向和前后向活动情况。简单地检查肩关节、肘关节、腕关节和手的活动，并触摸关节间的长骨。如发现有局部肿胀、疼痛或关节活动范围小于正常幅度，则需要进一步检查。触摸胸、腰椎的棘突，如患者可以侧卧，则可用握紧的拳轻柔但稍用力地触压棘突，如这些区域因局部有损伤而存在任何不适，均可通过这种检查诱发出来。棘突不对称可能表明脊柱有骨折脱位。直接触摸耻骨支或同时向中线挤压两侧髂骨翼，可用于检查骨盆有无骨折。骶骨或髂骨翼骨折亦可用此法检查出。

用被动活动法检查双侧髋关节是重要的，尤其是被动内旋髋关节，如内旋时出现疼痛，提示股骨颈骨折，而当股骨颈骨折为嵌插型时，此法同样有效，其他检查方法则不易发现。内旋时出现疼痛，亦提示其他方法不能诊断的骨盆骨折。阴囊和会阴部有血肿，提示骨盆骨折。股骨颈骨折位于关节囊内，所以很少有较多的失血或在周围软组织中出现血肿的体征。

在下肢应触摸长骨，以明确股骨或胫骨有无骨折。轻柔活动双膝的同时触摸髌骨，以检查膝关节是否有无明显的积液。膝关节积液可能表明股骨髁、胫骨近侧或髌骨有骨折，或关节内紊乱。不通关节间隙的股骨骨折也可出现关节积液。即使对有严重损伤的患者，检查膝关节韧带的完整性也是重要的。因为早期的正确处理可以预防后期关节不稳定的出现。在膝关节轻度屈曲时，将膝关节被动内翻、外翻，同时触摸关节间隙在内侧或外侧有无开大，如有间隙增大，则表明相应的侧副韧带有撕裂，当内翻或外翻超过 15°时，则说明侧副韧带有严重损伤，而且交叉韧带也有可能损伤。如果屈膝时胫骨能被动地向前或向后半脱位，即表明交叉韧带有明显损伤。将损伤侧膝关节与健侧膝关节对比检查，易于诊断韧带有无损伤。如患者情况不许可，检查膝关节半月板和交叉韧带的复杂试验可在以后进行。全面的骨骼系统检查应包括踝关节、距跟关节的活动范围，触摸足或踝关节有无异常排列或肿胀，检查踝关节韧带的稳定性，即将踝关节内翻、外翻，与健侧踝关节对比，更有助于诊断踝关节韧带的损伤。

在检查时，如怀疑四肢有损伤，应特别注意并准确记录损伤远侧的血管和神经情况。手部有损伤时，应常规记录桡动脉搏动及指尖毛细血管充盈情况，快速检查正中神经、尺神经和桡神经的完整性。足部损伤时应检查足背动脉和胫后动脉的搏动情况。通过简单地外翻足、背屈足和背屈跗趾来检查腓侧、胫前和跗长肌腱有无损伤。记录这些检查的正常结果也是十分重要的。胫骨骨折可能会引起进行性的室筋膜隔综合征，其重要体征是足趾感觉缺失，足趾背屈力弱。

应该特别注意的是，在重大创伤后的初期，明显的骨骼损伤可能与严重的症状无关，或骨折处虽有疼痛，但被其他引起更加剧烈疼痛的损伤所掩盖。腰椎或胸椎骨折可能与内脏损伤的体征相近，因而易被漏诊，除非早期检查时常规地触摸棘突。膝关节韧带的严重损伤，腕骨骨折、肩部骨折，常易在初期检查时漏诊，而这些损伤处理的关键是早期正确地治疗，这有利于预防后期出现畸形或残疾。

同意识清晰的患者一样，对意识丧失患者明确重要骨骼损伤也是十分重要的。当头部损伤时，必须怀疑可能还同时存在有颈椎骨折。因此，对意识丧失患者的头部损伤护理时，应注意头部活动，直至包括 C_7 至 T_1 的颈椎 X 线侧位片证实无明显的颈椎骨折或脱位为止。进一步的仔细检查应在后期进行，但对意识丧失的患者来讲，简单的 X 线检查可以预防可能因颈椎不稳而出现的脊髓损伤。

由于意识丧失患者没有反应，因此难以确定骨骼损伤的体征。关节活动时出现骨擦音是一个重要发现，它表明有脱位或骨折。如发现皮下血肿、总的排列紊乱和关节积液，均提示骨骼可能有损伤。触诊时发现棘突不对称有助于诊断意识丧失患者的脊柱骨折或脱位。要较用力地检查关节的不稳定和关节较大量的积液。

除了认识不稳定的颈椎损伤会造成威胁生命的并发症外，也有许多骨折可能与严重的并发症有关，需要早期处理。其中，近50%的膝关节脱位患者可能伴有腘血管损伤，必须及早检查有无这一合并症存在。骨盆的粉碎性移位骨折本身在早期极少需要特殊的骨科治疗，但常合并有腹膜后血肿。诊断这一骨折时，应警惕引起休克的腹膜后出血。另外，发现耻骨的节段性或双侧骨折或耻骨联合分离，提示尿道可能有损伤，需要进行恰当地诊断和泌尿外科处理，如已诊断患者肘关节有肱骨髁上骨折移位，则提示可能有重要血管损伤，使前臂肌肉和手供血障碍，早期复位则可解除血管压迫。上述例子说明，如这些部位出现损伤时，应警惕潜在的并发症，并进行恰当地治疗，以防出现威胁生命或肢体的并发症。

二、骨骼损伤的类型

一些损伤形式将提示有经验的医生注意可能出现的损伤部位。这些损伤方式因损伤力量的大小和方向不同而出现不同程度的损伤。

肋骨骨折可能引起其下的内脏有损伤。例如，左侧第 10、11、12 肋骨骨折常合并有脾脏损伤；右胸下部的肋骨骨折可能合并有肝脏损伤；胸骨骨折则可能合并有心脏挫伤或胸主动脉撕裂。

膝关节的猛烈损伤可能不仅引起髌骨和股骨干骨折，有时也产生髋关节后脱位。因此，应警惕这种可能性的存在，检查时要拍骨盆 X 线片，以诊断有无此类损伤存在。这种损伤常被较远处的骨折所掩盖。对脱位的髋关节进行立即复位有利于预防严重的后遗症。

患者自高处跳下或跌落时，常引起一侧或双侧的跟骨骨折。如有跟骨骨折存在，应同时拍摄背部和腰部的脊柱 X 线片，因为跟骨骨折常合并第 1 腰椎骨折。脊柱的屈曲或伸直型损伤部位常在脊柱的活动部位与稳定部位的交界处，因此，X 线检查应常规地以 C_7、T_1 或 T_{12}、L_1 为中心进行拍摄。

一侧胫骨受暴力损伤时，应同时检查对侧膝关节，如果暴力是来自侧方，伤侧的骨折可能会掩盖对侧膝关节的外侧副韧带损伤，对侧膝关节的侧副韧带损伤是引起胫骨骨折的暴力所致。

腕关节着地可能引起明显的 Colle's 骨折，但也有可能同时造成不太明显的桡骨头骨折。因此，对于此类患者在进行全方位的运动检查时，如发现任何不适，均应仔细检查肘关节和肩关节，并进行 X 线摄片。

在检查以足或头先着地的损伤时，均应注意足有无严重损伤。头先着地时，足可能向后甩出，使足极度背屈，因此，应注意有无距骨骨折和足的骨折脱位，如 Lisfranc 脱位。检查时遗漏这些损伤，将可能造成潜在的残疾。

很明显，研究皮肤的损伤有助于有经验的医生认识损伤的机制，这一点在初期检查时有很大的价值。并可能会弥补年轻医生的经验不足。

确诊骨折还有利于判断多发性损伤患者的失血量。例如，股骨或粗隆间的闭合骨折失血量在成人为 1000～2500mL。同类型的损伤，年轻患者的失血量多于年龄较大的患者。骨盆骨折的失血量可达 5000mL，腰椎的横突骨折失血量 800mL，成人的单纯肱骨外科颈骨折失血量 500mL。

另外，一些骨折常合并有肠梗阻，这常使诊断内脏损伤变得复杂。其中包括腰椎骨折和甚至没有移位的骨盆骨折。这种情况较常见于年轻患者的严重骨折或年龄较大患者的一些骨折中。漏诊简单的腰椎压缩性骨折，可能会误将肠梗阻诊断为内脏损伤所致，从而未能进行恰当的治疗。

对于多发性损伤患者，常难以进行全面而恰当的 X 线检查。除有必要对头和躯干的可能损伤进行摄片外，对意识丧失患者应常规拍摄颈椎侧位片。拍摄一张包括髋关节的前后位骨盆片有利于排除该区域的明显骨折。另外，在检查时如发现有骨擦音、皮下血肿、肿胀、畸形或关节活动受限，应拍摄长骨或关节的正侧位片，拍摄范围必须包括可疑损伤处的上、下两个关节。

三、闭合性骨折的处理

应在其他系统的损伤经过处理并稳定后再对骨骼损伤做进一步的处理。如有可能，对长骨的闭合性骨折应立即进行石膏或夹板固定治疗。如果估计使用石膏后可能出现严重的肿胀，应将石膏劈为两半，至达皮肤，并在石膏下加棉垫。这对有渗血的伤口尤其重要。因为棉垫可以吸收渗血，从而保持石膏的硬度。假如双瓣石膏没有被劈开至因吸血而干硬的棉垫，则不能解除对肢体的环形压迫。膝关节的不稳定损伤可用有一定曲度的夹板固定。股骨的近段骨折可用牵引疗法临时治疗，如经过股骨远端或胫骨结节穿入一斯氏针，行骨牵引。安放斯氏针时应考虑到是否会影响骨折的早期确切治疗。例如，用股骨髓内针固定如需要在短期内进行，牵引时则不应将斯氏针穿过股骨远端。对于有多发性损伤的股骨骨折患者，即使是儿童也应使用人字石膏固定作为初步处理。虽然用人字石膏后难以观察可能存在的内脏损伤。股骨骨折最好不应以在小腿处的皮肤牵引做临时治疗，如有时用，牵引重量不应超过 3kg，皮肤牵引时间不应超过 48 小时，否则可能会损伤皮肤，而且这种皮牵引并不能治疗股骨近端骨折。对于多发性损伤患者，即使需要进一步检查或外科处理，如有股骨骨折亦应早期固定，否则移位的骨折将引起更多的失血和严重的不适。未用石膏固定的上肢骨折可暂时以绷带固定于胸壁，但如果胸部可能有损伤，则不应使用这种方法。可用石膏通过肩和肘关节固定肱骨近端骨折，再另用一夹板维持肘关节屈曲 90°；或者选用经尺骨鹰嘴的骨牵引来维持肱骨干骨折片的对位对线。

患者因内脏损伤而需要时，在不延长手术时间或使早期处理复杂的前提下，可同时进行腕关节、前臂、踝关节、胫骨或肘关节、肩关节的闭合复位。大多数肢体远端骨折可在局麻下进行复位。

进一步处理长骨骨折时，最初应争取解剖复位。如不能解剖复位则行功能复位，例如，肱骨在成角 20°愈合时，不严重影响结果。应随时注意不可使骨折端间出现过牵。因此，在使用悬吊石膏时应仔细观察，以防肱骨断端间分离。前臂、示指和中指骨折复位必须准确对位对线；拇指、环指和小指骨折的对线要求稍低。应避免指骨骨折有旋转畸形。总之，在上肢应早期重建功能，下肢应注意负重功能和足的距面骨排列。胫骨的粉碎性骨折允许有一定的缩短，但内翻或外翻超过 5°将损害足底的负重功能。关节骨折必须要准确复位，如闭合复位失败，则可立即或在后期行切开手术内固定。

如果准备对四肢主要血管进行修复手术，而手术区与长骨紧邻，这时固定肢体对修复血管是十分重要的。在大多数情况下可以不必使用内固定，用骨牵引或外固定技术即可达到有效的固定。特别是有开放伤口的股骨干骨折合并股动脉切割时，在进行血管修复后，大多数情况下可用经胫骨结节的骨牵引加托马斯架来治疗骨折。当腋动脉或肱动脉切割伤合并有肱骨骨折时，骨折可经鹰嘴的骨牵引治疗；如无内脏损伤亦可用绷带将上肢贴胸固定。在修复血管时，偶尔亦使用内固定治疗骨折。

总之，所有的关节脱位都应尽早复位。即使是骨折未进行解剖复位时，亦应将关节复位。否则，脱位持续存在将可能引起严重的血管、神经和皮肤损伤。髋关节脱位的复位应尽可能早地进行，以减少股骨头坏死的发生。

不伴有重要软组织损伤的闭合性骨折的预后，好于伴有软组织损伤的骨折，也较开放性骨折的预后好。总之，对伴有多发性损伤患者的闭合性骨折应即刻处理，这包括快速但全面的骨骼系统检查，以明确有无明显的骨骼损伤；即刻对损伤部位行夹板或其他简单的固定；在进一步检查前对重要的关节脱位进行复位；注意损伤部位远侧肢体的功能情况；最后制订一个合适的治疗计划，包括早期对骨骼损伤的处理。

四、开放性骨折的处理

开放与闭合性骨折有时较难区分。骨折表面的软组织有切割伤并不一定就是开放性骨折，例如，伤口尚未达到骨膜和骨表面的筋膜。而且，开放性骨折也可能与位于骨折部位远侧的皮肤有接触。开放性骨折有两种形式，一种是自内向外，如胫骨的螺旋形骨折，骨折端的锐缘穿破皮肤；另一种是自外向内，如枪击伤。锐利的骨折端自内向外穿过皮肤引起的大的开放性骨折，在骨折端缩回软组织时，骨折部位的远处皮肤伤口可能会很小，失血较少，外观看损伤并不严重，但此时切不可上当，这种损伤与骨折端突出于裂开伤口外的开放性骨折是完全相同的。在少数情况下，即便仔细观察也不可能区分是开放还是闭合性骨折。这时可将生理盐水自骨折处注入，如盐水自较远处的皮肤伤口流出，则可以明确为开放性骨折。注射试验结果阴性并不能排除开放性骨折的可能。如有怀疑，则在处理时将其当作开放性骨折，在麻醉下对伤口小心清创，探查伤口是否与骨折部位相通。虽然这样有可能将闭合性骨折变成开放性骨折，但总比漏诊开放性骨折而未行恰当的治疗要好。

早期对开放性骨折处理时，要预防气性坏疽、破伤风和其他常见的细菌感染。有人推荐对所有开放性骨折或开放性关节损伤静脉注射头孢菌素。在近年一个对有严重污染骨折的大量研究中，预防性使用头孢菌素使感染率自 44% 降至 9%。头孢菌素应在术前和术后使用，对一期闭合的伤口至少要使用 3 日；而伤口敞开者应使用至有健康的肉芽组织长出。

Gustilo 和 Anderson 将开放性骨折分为三种类型。Ⅰ 型是开放性骨折的伤口直径＜1cm，伤口清洁。Ⅱ 型是开放骨折的皮肤伤口直径＞1cm，没有广泛的软组织损伤，没有损伤的皮瓣或皮瓣已撕脱。Ⅲ 型是一段开放的骨折或开放性骨折伴有广泛软组织损伤。Ⅰ 型和 Ⅱ 型骨折经彻底清创后可一期缝合，Ⅲ 型损伤通常要行延迟缝合技术。

目前，对开放性骨折的最确切治疗是尽早地清创。如有可能，应在伤后 6 小时内对开放性骨折进行清创。如伤口已超过 12 小时则不应将切口一期缝合，否则易于发生感染。在良好的手术条件下对皮肤进行足够的清创，切除坏死的筋膜，彻底切除失活的肌肉，小心而保守地清除碎骨片。将有污染而且与主要骨折端分离的碎骨片清除，但不应在骨折端间过分切除骨，以致造成明显的骨缺损。未被严重污染的松质骨碎片应放在骨折处的周围。对开放性骨折清创并大量冲洗后应见到活跃的渗血。除了手或一些需要小心解剖分离的部位外，清创时不应上止血带。如用了止血带，在伤口关闭前应将止血带放松。对开放性骨折部位进行良好的皮肤覆盖是十分重要的。如果清创彻底而没有足够的组织供直接缝合，可在伤口远侧行减张切口，伤口松松缝合，必要时可放置引流管。供区可立即或在后期行皮肤移植。如清创后对伤口仍有怀疑，则不宜直接缝合伤口，用肌瓣覆盖暴露的骨、神经和血管，然后用细纱布松松敷盖伤口。5 日后换药并重新包扎，同时探查伤口或必要时再次清创。当长出良好肉芽组织时，应用断层皮片移植，如有可能，亦可行二期缝合。在严重污染的伤口（Ⅲ型）最好不要一期缝合伤口。

当使用石膏敷盖于开放性伤口时，应在石膏上开窗，以便于经常检查。换药后将开窗的石膏放回原位十分重要，因为这样可使石膏紧贴在肢体上，如在损伤处的石膏仍呈开放状态，则可能出现"窗口水肿"。这种水肿可以引起石膏切断边缘处的皮肤出现压迫性坏死，对该区的移植组织也有害。如果需要一直开放以便检查，则石膏必须劈为两半，或至少将窗口进一步开大，以防止出现水肿并发症。

当对开放性骨折不适于使用石膏固定时，最好选用外固定支架或骨牵引，在开放性骨折处直接使用内固定的风险较大。如果长骨的开放性骨折不稳定，存在有多个断处，其他方法难以处理而必须用内固定时，用髓内针固定优于钢板内固定。股骨的开放性骨折在清创后，通常应适当地使用预防性方法抗感染，患者经骨牵引治疗 10～21 日后，如伤口愈合且无感染征象，可用髓内针或适当的钢板进行内固定。延期修复股骨骨折的结果较立即修复的效果更好。

四肢枪击伤出现的骨折，可能为子弹直接撞击引起，或因高速穿过肢体的子弹引起骨折片继发撞击骨而使骨粉碎。这类开放性骨折有两种，一种是低速子弹直接撞击骨而引起骨折，软组织损伤较少，伤口的刀口小，如子弹粉碎并嵌入骨和软组织中，则可能见不到伤口。因为这类损伤相对较轻，故 Ryan 等提出，此该伤口不必清创，只行简单的预防性抗生素治疗。牵引或石膏固定治疗骨折，待伤口愈合后才行内固定治疗。

另一种是高速子弹损伤，此类骨折通常产生严重的软组织损伤，需要彻底清创。它可归为第Ⅲ型开放性骨折，即开放的创口不做一期缝合。用 Hoffman 或类似器械行外固定，适于处理这种复杂的骨折。内固定的应用要根据骨折的类型而异，但最多只可用 1 枚髓内针对长骨固定。此类损伤常需多次清创，并常出现大的骨缺损。早期确切治疗的方法通常是用肌肉或带蒂肌肉瓣覆盖伤口，后期的治疗是内固定与骨移植。

五、开放性关节损伤

开放性关节损伤是因为外界物体直接刺入和（或）长骨开放性骨折端刺入关节内而引起，特别需要早期处理关节本身的损伤。最常见的并发症是关节因关节内骨折粘连愈合而丧失了活动功能。另外，骨折碎片和关节内软骨脱落将在后期导致关节内紊乱及出现关节内游离体。因此，开放性关节损伤除要常规清创外，还应特别注意关节的本身。手术时应仔细观察关节，用标准的关节手术切口，大量地进行冲洗，以冲出骨折片及其他组织碎片。一般平均需要灌注 6～12L 液体。血液内的抗生素可以进入滑膜组织，所以并不强调在关节内应用抗生素。彻底冲洗关节和仔细清除松脱的组织后，应注意将移位的关节内骨片固定，以预防关节面不相适合及后期的关节退行性变化。在许多情况下，如关节内碎片不影响后期关节稳定时，可以清除这些碎片。绝大多数肱骨小头、70% 的尺骨鹰嘴、桡骨头、尺骨远端、部分或全部髌骨可以在开放性关节损伤时清除，而且常常较复位固定这些碎骨片的预后更好，在伤口有污染时更是如此。关节清创后必须缝合滑膜和关节囊。敞开关节即意味着关节粘连及产生关节僵硬。另外，在关节内放置一个大的引流管可能会引起关节内出现"隔"。如果关节被严重污染，则用闭合的管道冲洗系统。最好用一中号或大号导尿管，每日持续灌洗 6～12L 液体，共 48 小时，以确保对关节完全彻底地机械冲洗。

处理开放性关节损伤的原则是彻底清创，清除不影响关节稳定的关节内骨折碎片，固定稳定关节所需要的关节内移位骨折片，尽可能早地恢复关节的主动活动范围。有时这些能在伤后 7～10 日内即可达到。但对任何关节损伤的成功治疗取决于早期关节的主动活动。如患者正在牵引或因其他损伤而卧床，则可用托马斯架、手拉装置等允许患者被动活动膝关节，这对膝关节早期恢复运动非常有利。

六、创伤性截肢

是否抢救一个创伤性截肢或一个伴有骨、神经、血管损伤的十分广泛的开放伤口，应由具有相当处理此类损伤经验并了解断肢再植情况的医生做出决定。在上肢损伤时，抢救一个即使有部分感觉功能的手远优于目前使用的各种假肢、支具。而一个功能完好的膝下截肢远优于一个没有感觉、有骨不连、慢性感染而无用的下肢。

七、儿童骨折

儿童骨折与成人骨折有所不同，儿童有骨骺存在，愈合速度快，许多畸形愈合的骨折可通过生长发育而得到矫正。儿童骨折时极少使用内固定，除非是关节或髋部骨折。对于年龄较小的儿童，即使成角畸形为 30°或更多时，亦可通过生长而使畸形矫正。但应避免旋转畸形，特别是下肢和前臂骨折时更应注意。Salter-Harris 将包括骨骺板的骨折分类方法有利于估计儿童的后期畸形，有助于进行相应的手术治疗。在挤压伤和有关骨骺板及干骺端骨折有轴向移位时，常出现生长不平衡，需要后期用重建手术方法来重建腿的长度或使肢体对线。儿童骨折的愈合速度一般较快，婴幼儿的长骨骨折在几周内即可出现骨折愈合。所以，应早期发现并纠正骨折的严重移位，以防后期畸形。儿童的长骨骨折，尤其是股骨干骨折，允许骨折端有一定重叠，因为骨折本身刺激骨生长。

八、骨折处理的并发症

在处理骨折时，常碰到一些并发症，需引起注意。感染可能是处理骨折时最严重的并发症，它常使骨折的治疗失败。在讨论开放性骨折时已强调要彻底清创，需要再次强调的是对骨折的正确治疗，关节或骨的重建成功均要求不存在感染。因此，从患者的利益出发，应尽早正确地处理长骨骨折，以确保有一个清洁、愈合良好的伤口。一般总是较容易地在正常组织上处理骨折的畸形愈合或骨不连，但如存在有感染、分泌脓液的窦道或慢性骨髓炎时，重建手术极少成功。

骨折有时合并有血管损伤。儿童肱骨髁上骨折和膝关节后脱位常引起严重的血管损伤。必须注意重要血管的损伤，一旦诊断明确应立刻手术修复血管，以保全肢体，同时亦可修复骨折。

较隐蔽亦较常见且处理困难的合并症是室筋膜隔综合征。它是由于紧密的室筋膜隔内的水肿引起，通常发生在儿童肘部闭合性骨折和成年人的胫腓骨骨折。处理此并发症的关键是要早期发现。室筋膜隔综合征发展的最重要早期体征是剧烈疼痛，疼痛突然发生及难以处理的组织坏死，这些均与有关的原发性骨折特征不同，良好固定于石膏内的骨折是会发生特别的疼痛的，在这种情况下，医生必须警惕疼痛程度的增加可能提示着室筋膜隔综合征在不断恶化。在上肢的被动屈曲手指引起前臂疼痛是不祥的体征。随着综合征的发展，常出现指和趾的区域性感觉缺失及主动活动消失。在足部早期的发现是第 1、2 趾蹼间隙感觉缺失，踇趾或其他趾不能背屈。周围血管搏动消失是室筋膜隔征的后期表现。应注意毛细血管充盈是否亦受到损害，一旦出现应立即采取措施改善血液循环。此时或在怀疑有室筋膜隔综合征的任何时候，应将管形石膏劈开至皮肤，去掉部分石膏极其重要。仅通过分开石膏而不将石膏劈开是不能解除肢体压迫的，如不将石膏劈开而只是用力增大石膏裂隙，只能增加石膏边缘对皮肤的压力。因此，石膏必须劈开成两半，去掉前半，用后半作为夹板固定。因打开石膏引起的骨折移位总能得到纠正，但室筋膜隔综合征引起的血供不足将导致不可逆转的损伤。

当怀疑有室筋膜隔综合征时，应考虑测量封闭的室筋膜隔内的液体压力。如压力超过 4.0kPa 时，应对室筋膜隔切开减压。室筋膜隔内压力增高，或在缺乏此实验时，而临床表现证实有室筋膜隔综合征出现并在发展，则应切开筋膜。虽然这一手术使闭合性骨折变成了开放性骨折，但必须用筋膜切开术预防室筋膜综合征的进展。应明确的是，亦可出现单一室筋膜综合征，如胫骨骨折后出现的前室筋膜隔综合征。早期表现为急性疼痛，而脉搏存在，因为即使是前室筋膜隔内出现严重损伤时，其他室筋膜隔并未受累。前臂和小腿的筋膜切开手术方法有许多种，但手术时应全部打开小腿的四个筋膜室和前臂的两个筋膜室。

骨折处理时常出现的一个并发症是静脉栓塞和肺栓塞，此种并发症常出现在骨盆骨折、髋部骨折和股骨骨折患者，尤其是需要长期固定的骨折患者。在治疗时对长期卧床患者应谨慎考虑使用抗凝血疗法。患者原来患有深部静脉瘘或原来有肺栓塞，亦适于使用预防性抗凝疗法。一般在长骨骨折后2~3日才出现肺栓塞。

长骨骨折后出现的脂肪栓塞是人们了解较少的一种综合征。这种综合征出现的实际频率很可能高于临床所诊断的病例。快速或暴发性出现的脂肪栓塞可能会与其他呼吸窘迫综合征混淆。栓塞通常在骨折后 12~24 小时出现，表现为焦虑、意识错乱、心动过速、呼吸急促，严重病例可发展至昏迷。患者有时会出现瘀斑，偶尔有咯血。目前几乎没有有价值的实验室检查，在尿和循环血液中发现脂肪对诊断并没有特别的帮助。研究肺功能时常常发现动脉血氧含量降低，PaO_2 值低于8.0kPa。还可发现红细胞比容明显下降，胸片上见到肺部典型的浸润状阴影。很明显，鉴别诊断十分复杂，必须注意勿与多种创伤后肺功能失常相混淆。对脂肪栓塞的治疗方法亦有争论。除了在创伤后用一般方法稳定患者外，通常推荐使用大剂量的皮质激素疗法。亦有医生推荐使用肝素和右旋糖酐 40。通过给氧来减轻低氧血症可能是最重要的治疗手段。目前尚无方法来预防脂肪栓塞综合征。

一些特殊部位的骨折可能引起不同种类的神经合并症。其中，肱骨骨折压迫桡神经，尤其是远侧 1/3 的成角畸形更易并发桡神经损伤。坐骨神经损伤，尤其是其腓神经支损伤可能出现于髋部的骨折、脱位，髋部髋臼后唇骨折片在相应水平刺入坐骨神经。另外，胫腓骨骨折造成腓神经损伤，腓骨近端骨折更易引起腓神经损伤。总之，满意的骨折复位将解除对神经的牵拉，因为大多数这类损伤是由于牵拉神经而不是神经的完全切断伤。然而，髋臼后缘的大的骨折块引起的坐骨神经损伤，需要将骨折块移去。肱骨骨折有成角畸形并伴有桡神经损伤时，如神经完全缺失，骨折后几周内仍无恢复迹象，应考虑手术探查。

骨折的张力性血泡是由于皮肤内的渗血所致。骨折后用过紧的包扎或石膏固定时常常出现。这些水泡有时很大从而影响手术治疗。在这种情况下，用针吸去水泡内容物后，水泡塌陷，表皮缺损可早期愈合。

骨折后期并发症，如延迟愈合、骨不连、慢性骨髓炎，在骨科重建手术中亦较常见。然而预防这些并发症的关键在于早期处理时避免发生错误，应强调在早期处理后的密切观察。

第二章 上肢骨折与损伤

第一节 锁骨骨折

锁骨为一"S"形长骨，其全长均可在皮下摸到，内侧端与胸骨相连，外侧端与肩峰相连，使上肢与躯干发生骨关节连接。

（一）损伤机制及分类

锁骨骨折可发生于任何年龄，发病率为 3%～15%。多数由间接暴力引起，如跌倒时手掌撑地或肩外侧着地，暴力传至锁骨所致；少数可由直接暴力或火器伤引起；因锁骨为膜化骨，发育很早，故少数可由产伤引起骨折。

根据骨折的部位，锁骨骨折可分为下列三种类型：①外 1/3 骨折，较少见；②中 1/3 骨折，最多见；③内 1/3 骨折，很少见。

根据患者的年龄和暴力的大小可以是青枝骨折或移位骨折。

（二）临床表现及诊断

骨折后患肩下沉，并向前、内倾斜。患者常用健侧手掌支托患肢肘部，以减轻因上肢的重量牵拉所引起的疼痛；同时头部向患侧偏斜，使胸锁乳突肌松弛而减轻疼痛。根据外伤史及局部肿胀、压痛与畸形，扪及骨折端，可以确定诊断。必须强调指出，锁骨骨折检查时应注意有无气胸、皮下气肿以及臂丛神经和锁骨下动、静脉损伤等合并症。

（三）治疗

根据骨折的类型和患者的年龄，锁骨骨折绝大多数可用非手术疗法。锁骨骨折时其近侧骨折片由于胸锁乳突肌的牵拉向后上方移位，其远侧骨折片由于肢体的重量、胸大肌和锁骨下肌的牵拉向内前下方移位，手法复位时，应将远侧骨片向后上方牵拉。无移位的小儿青枝骨折，不必整复，可局部敷用外用药，并用三角巾悬吊患肢，2～3 周即可愈合。

锁骨骨折手法整复时，患者取坐位，两手撑腰，采用 2%普鲁卡因 5～10mL，做血肿内局麻，术者站在患者身后，以一膝抵于患者的肩胛间，两手放在患者的两肩前方，用力向后上方牵拉，使远侧骨片与近侧骨片相对合，两侧腋部前、下方各置 1～2 块棉垫，以免压迫腋部的血管、神经，然后用"∞"字石膏或"∞"绷带外固定 3～4 周，粉碎性骨折固定时间可延长 2 周左右。对锁骨骨折复位的要求可适当放宽，即使有轻度移位对功能一般无影响。

但在固定过程中应注意观察有无神经、血管受压症状，需要时可随时予以调整。

有神经、血管与胸膜损伤以及骨折段明显移位，有刺伤与压迫上述组织可能者，或骨折后 4 个月未连接的患者，需切开复位内固定，内固定物可用直径 1～15mm 的不锈钢针做髓腔内固定，也可用六孔半管型钢板或小型动力加压钢板内固定。以骨折处为中心，沿锁骨上缘或其下缘一横指处做皮肤切口，切开颈阔肌与骨膜，暴露骨折断端，若用髓内针可先将钢针自远侧骨片断端的髓腔向肩峰方向穿出皮肤，整复对合骨折断端，再将钢针经骨折线向近侧骨片的髓腔钻入长 3～4cm，肩峰端外露过长的钢针弯成小钩状，将皮肤平整后咬去过长部分，钢针尾端埋入皮下组织内，术后用三角巾悬吊 2～3 个月，骨折愈合后拔除钢针。拔针时，先在肩峰针尾处局麻，然后做一皮肤小切口，分离出钩状针尾，用老虎钳夹住，沿钢针的纵轴方向拔出。

锁骨外 1/3 无移位骨折，可外敷药并用三角巾悬吊患肢。如果骨折呈粉碎性侵犯到肩锁关节，可将锁骨外端切除，也可用张力带钢丝与克氏针固定。内固定物可在手术后 1～3 年骨折愈合后拔除。如果骨折伴有肩锁韧带和喙锁韧带断裂，则治疗方法与肩锁关节脱位相同。

第二节　肩胛骨骨折

肩胛骨骨折临床上非常少见，因为它被丰富的肌肉包绕，有缓冲暴力的作用。它可分为肩胛冈、肩峰、肩胛体、肩胛盂和喙突五种骨折。其中喙突骨折最少见。

（一）临床表现及诊断

肩胛骨骨折无明显的外观畸形，局部可有皮肤挫伤、肿胀和疼痛，患侧肩部活动受限。由于肩胛骨位置表浅，触摸时骨折处触痛明显，有时可扪及骨擦音，摄 X 线片可以明确诊断。肩胛骨骨折多由直接暴力所引起。有时可同时有肋骨和脊柱骨折，可并发血气胸，所以检查时要特别注意胸部的合并症，以免误诊。

（二）治疗

肩胛骨骨折主要是保守治疗，因为周围肌肉丰富、血运良好，骨折愈合一般是满意的。对无移位的肩胛骨骨折，局部敷药包扎，然后三角巾悬吊患肢于胸前，2～3 周后进行肩关节活动锻炼。

对粉碎性肩胛骨骨折和肩峰骨折的治疗，同无移位型肩胛骨骨折的治疗，但患侧肘关节需屈至 90°以上，肩关节于内收位固定以放松肱二头肌和喙肱肌，使分离的骨折片靠近，以利骨折愈合。

对肋骨骨折合并胸腔内脏损伤者，以及肩峰、肩胛盂骨折分离严重未能整复者，需要手术，给予相应的治疗。手术途径根据受伤机制决定。内固定材料可用 1/3 管型钢板固定，也可单纯用螺丝钉固定。

第三节　肱骨外科颈骨折

肱骨外科颈位于肱骨的上端解剖颈以下 2～3cm，相当于大、小结节下缘与肱骨干交界处，即松质骨与密质骨交界处，故容易发生骨折。骨折多由间接暴力引起，各种年龄均可发生，但常见于老年人。

（一）分类、损伤机制及表现

临床上分为以下几种类型：

（1）无移位骨折：包括裂缝骨折和无侧方移位的嵌插骨折。裂缝骨折多由直接暴力打击肩部所造成。跌倒时手掌着地，间接暴力向上传达至肩部引起嵌插骨折。局部有疼痛、肿胀、瘀斑，肩部主动活动功能丧失。骨折处有明显压痛。

（2）外展型骨折：跌倒时上肢呈外展位，手或肘部着地，暴力从手或肘部传至外科颈而发生骨折，骨折线多为横行，内侧皮质分离，外侧皮质嵌插，骨折端向内成角，蝶形骨片在外侧，无明显的向前或向后成角旋转移位。患肩肿痛，活动功能丧失，前、内侧常出现瘀斑，肩部稍下方凹陷，呈外展畸形，但肩部仍饱满，可与肩关节脱位鉴别，正、侧位 X 线片可详细了解情况。

（3）内收型骨折：上肢在内收位时手撑地或肘部受到暴力而引起的骨折。骨折线多为横行，外侧皮质分离，内侧皮质嵌插，骨折处向外侧成角，蝶形骨片在内侧，无明显的向前或向后成角旋转移位。局部肿胀及疼痛，肩部活动功能丧失，上臂呈内收畸形，肩部附近有瘀斑。有时在肩部前外侧可触及远折端。

（4）伸展型骨折：向后跌倒时，先用手撑地，肩部处于后伸位，间接暴力由后下斜向前上方，暴力传至肱骨外科颈部造成伸展骨折。特点是骨折线多呈横行，骨折向前成角，肱骨头向后倾，关节面向后。如伤时上肢同时伴有内收，则骨折是由伸展与内收的合力所造成的；相反，如伤时上肢同时伴有外展，则骨折显示了伸与展的合力。后两种情况，骨折虽有内收与外展畸形存在，但总是向前成角，远端向前错位是主要的，故统称为伸展型骨折，占总数的 1/3。

（5）屈曲型骨折：少见。伤时向前跌倒，手或肘部着地，间接暴力由前下向后上方传导所致的骨折。骨折向后成角畸形，远端骨片向后向上移位，肱骨头向前内旋转。占总数的 2.7%。

（6）肱骨外科颈骨折伴肩关节脱位：受伤原因多为猛烈的间接暴力所致。远端骨片插入肱骨头，并向前下方脱位，多为盂下型，同时伴有肱骨大结节骨折，占总数的 13%。或由于在外展位受暴力作用后，肱骨头从肩关节囊的前下部脱出，当患肢放下时折断的肱骨头受喙突、肩盂或关节囊的阻滞得不到整复，就会引起一个关节面向内下、骨折面向外上、肱骨头游离地位于远侧骨片断端的内侧。这种骨折脱位临床上很少见，既有外科颈骨折的体征，又有方肩等肩关节脱位的特点，应及时给予正确处理，否则将给患者带来严重的后果。

另外，肱骨外科颈骨折伴肩关节脱位的患者，往往有腋神经和腋动脉受损的合并症，表现为肢体远端血供及运动、感觉障碍，诊断时必须注意检查，以免误诊。

（二）治疗

（1）无移位型骨折：无须复位，局部敷药后用三角巾将患肢悬吊于胸前 3 周或"U"形石膏固定 3 周即可。也可用超关节小夹板固定，夹板包括 3 块长的与 1 块稍短的，长者为肩峰至肘横纹，分别置于肩与上臂的前、后与外侧；短者为腋窝至肘横纹，置于腋窝与上臂内侧，其上用布带固定包扎。患肢用三角巾悬吊。早期进行功能锻炼，开始是手指伸屈与肘关节伸屈，3周后行不负重的肩部各方向活动，一般 4～8 周即可去除固定，加强做肩关节的各方向运动，以防止肩关节周围粘连。

（2）有移位的内收、外展型骨折：在 2% 普鲁卡因 10mL 做血肿内局部麻醉或臂丛神经阻滞麻醉下进行手法整复，患者取仰卧位，一助手握住患肢肘部向远侧牵引，同时另一助手自患侧的腋窝下套一阔布带做反牵引。手术者按骨折断端移位相反的方向进行推挤或折顶使骨折断端整复。内收型骨折在整复时，应逐渐将患肢向外展位牵引，反之外展型骨折则应向内收位牵引，有条件的地方，整复应在电视 X 光透视下进行，外用长臂石膏或夹板固定 3~4 周。如骨折断端很不稳定，不易保持对位时，可将患肢固定在外展支架上或用肩人字石膏固定 3~4 周。

（3）伸展与屈曲型骨折：伸展型骨折的整复是，采用上臂前屈 60°~90°位的对抗牵引，充分利用小圆肌与肩胛下肌相拮抗的合力与冈上肌和冈下肌相拮抗，使近端骨片处于自然中立位，既不内收外展，又不旋转。术者先纠正其内收与外展之后，一手拉远端向前，另一手掌根压于断端用力向后按压，纠正向前成角畸形，然后用石膏外固定，上肢略呈前屈内收位，颈腕三角巾悬吊 3~4 周。

对屈曲型骨折的复位，是在上述牵引下，采用与伸展型相反手法，整复后石膏外固定，最好采取屈肘 90°，上臂背后位 1~2 周后，再改换胸前位固定。

（4）肱骨外科颈骨折伴肩关节脱位：整复比较困难，在良好的麻醉下，一般先整复脱位，后整复骨折。如为盂下型脱位，先在近患身侧对抗牵引，术者用手推挤脱位的肱骨头，使之复位；或将上肢外展牵引过头，使关节囊有空隙，将肱骨头纳入关节囊，然后再处理骨折。在牵引下，将远侧骨片的断端与肱骨的断端相对合，也可先处理骨折后再整复脱位。外用胸肱石膏固定至骨折愈合。

少数外科颈骨折移位严重，骨断端很不稳定，并有软组织嵌入其间，手法整复未能成功者或骨折并发肩关节脱位手法整复失败者，或陈旧性骨折畸形愈合伴有肩关节功能障碍者，应及时考虑行切开整复与内固定。一般采用肩关节前内侧切口，自肩峰开始沿锁骨下缘，达锁骨中外 1/3 交界点弧形转向外下，沿三角肌前缘达其肌止附近，切开皮肤与皮下组织，找到位于三角肌与胸人肌间隙内的头静脉，向内侧牵开并注意保护。头静脉的深部有胸肩峰动脉的三角肌支易引起出血，应予以结扎。分离三角肌与胸大肌，将三角肌的锁骨部肌起沿附着处下 0.5cm 切断，以便将三角肌向外侧牵开与手术后缝回原处。这样即能清楚显露外科颈骨折，如胸大肌肌止有碍骨折断端的显露，可自肌止内侧处切断胸大肌，以便将胸大肌向内侧牵开与术毕缝合原处。清除骨断端间嵌入的软组织与血凝块，如为陈旧性骨折，应清除硬化骨，打通髓腔，骨折面准确整复后植骨，如骨断端的骨皮质牢固，可用 1~2 枚螺丝钉斜行贯穿两皮质固定之，也可用 1~2 枚骑缝钉固定。如局部皮质碎裂，可用 2 根不锈钢针做交叉固定或用"T"形钢板固定。

肱骨外科颈骨折伴脱位者，手术整复时也可采用肩关节前内侧切口进入。因脱位的肱骨头位置较深，尤其是陈旧病例肱骨头常与周围组织粘连，为显露良好，必要时可切断喙突，连同起于其上的肱二头肌短头、喙肱肌和胸小肌一并翻下，手术毕时缝回原处，在直视下将脱位与折断的肱骨头整复入关节盂内。手术时应特别注意保护腋动、静脉和臂丛神经。内固定的方法与单纯的外科颈骨折相同，手术后以外展架固定 6~8 周。

如肱骨头粉碎骨折和肱骨头骨折脱位严重者，一般对老年体弱不能耐受手术的患者可任其碎片移位，不予复位，而将肘关节屈曲 90°，用三角巾悬吊 2 周，早期活动锻炼，争取恢复部分功能。但对能耐受手术的老年人，特别是对中年患者则需积极治疗，可采用钴、铬、钼制成的人工肱骨头置换术。手术采用肩关节前内侧切口，横行切开关节囊，显露关节内部，取出肱骨头碎片或肱骨头，用髓腔扩大器将髓腔扩大到与人工肱骨头的干粗细相同，插入人工肱骨头。若髓腔较大，可填塞骨水泥后再插入人工肱骨头，以增加稳定性。插入的人工肱骨头需有 20°后倾角，否则术后极易脱位。术后屈肘 90％用三角巾悬吊于胸前 3 周。术后应早期做手部、腕部活动，3 周后做肩部活动。

对合并腋神经和腋动脉受损的肱骨外科颈骨折伴肩关节脱位的患者，如在骨折、脱位整复后，肢体远端血液循环改善时，说明是血管受压；由于神经多数情况下是挫伤，经 3～6 个月会逐渐恢复，故无须手术探查。但当骨折脱位整复后，肢体远端血液循环不但不改善，而且越来越重，局部肿胀和皮下淤血明显，则需手术探查。如血管破裂，应根据具体情况，进行修补，或切除一段破损严重的血管后，行端端吻合，或行血管移植术。在处理血管的同时，应探查腋神经，如为单纯性挫伤，可不予特殊处理；如有断裂，应予缝合。

第四节　肱骨大结节骨折

肱骨大结节位于肱骨上端解剖颈的外侧，为冈上肌、冈下肌和小圆肌的附着点。骨折主要发生于成年人。

（一）分类及损伤机制

根据骨折的移位情况，可分为下列三种类型。

（1）无移位骨折：跌倒时肩的外侧着地，暴力撞击大结节或暴力直接打击大结节处引起骨折。大多数为粉碎性骨折，但无移位。

（2）有移位骨折：跌倒时上肢呈外展外旋位，在暴力的作用下，冈上肌、冈下肌和小圆肌猛烈收缩、牵拉肱骨大结节，可引起撕脱骨折。骨折片按不同附着的肌肉牵拉，可向上向内或向上向外移位，也可伴有向后移位。移位的骨折片常位于肩峰下，影响肩关节的外展和外旋活动。

（3）大结节骨折合并肩关节脱位：跌倒时上肢呈外展位，暴力从上肢传到肩部，由于肩胛下肌的作用，引起肩关节前脱位，在暴力的继续作用下，冈上肌的收缩，使大结节撞击于肩关节盂上，产生大结节骨折，并向上方移位。

（二）临床表现及诊断

大结节部有压痛和肿胀，患侧上肢不能外展外旋，被动地内旋时则使疼痛加重。较大的骨折片有时可以触到。摄 X 线片如发现肩关节脱位或肱骨外科颈骨折时，应考虑合并大结节骨折。诊断单纯大结节骨折比较困难，需依靠 X 线片协助诊断。

（三）治疗

对无移位的肱骨大结节骨折，局部敷外用药后，伤臂用绷带固定于胸部，前臂用颈腕带悬吊 2～3 周，疼痛和肿胀减轻后主动肩关节功能锻炼。对移位的肱骨大结节骨折，绝大多数可进行手法整复。手法复位无效时可做切开复位内固定或采用克氏针做经皮撬拨复位。

（1）手法整复外固定：患者取坐位或仰卧位，用 1％～2％普鲁卡因 10～20mL 注入血肿内，待 5～10 分钟麻醉生效后开始整复。助手将伤肢外展、外旋、抬高，术者用两拇指把大结节向下内挤压，使其复位，然后把伤臂逐渐内收，至外展 25°位，伤臂与胸壁之间填以棉垫，肩部上外敷药后用肩"8"字绷带固定，用颈腕带悬吊前臂于胸前 4～6 周，去除颈腕带后开始肩关节的功能锻炼。

对大结节骨折合并肩关节脱位的患者，局麻后首先手法复位肩关节脱位，脱位整复后，大结节骨折片一般也能随之复位；若骨折片未能复位，再按上法整复骨折片使其复位。对患者年龄较轻而骨折移位严重者，经手法复位无效，可做切开复位内固定或撬拨疗法。

（2）切开复位内固定：采用肩关节前方入路。切口由肩锁关节开始沿腋窝前缘到胸大肌下缘稍远一点，深筋膜沿肱二头肌内缘切开，注意不要损伤肌皮神经，沿肱二头肌沟外侧，三角肌前 1/2 部位显露肱骨大结节，复位后用压缩螺丝钉或张力带固定。术后用颈腕带或外展支架固定 3~4 周，去除颈腕带或外展支架后开始肩关节功能锻炼。螺丝钉在术后 1~1.5 年拔去。

（3）撬拨疗法：对移位的大结节骨折手法整复失败者，也可采用克氏针做经皮撬拨复位。操作需在电视控制下进行，在严格消毒和局麻下，用一克氏针穿过皮肤和三角肌，直至针尖触及骨面，使针尖抵住大结节骨折片，做向下推挤复位，然后用两根克氏针做经皮交叉内固定。在两针的皮肤穿入点，用手指压迫皮肤和肌肉，使克氏针残端埋入皮下，操作完成后用颈腕带固定患肢 3~4 周，拔除克氏针，开始主动锻炼肩关节活动。

第五节　肱骨头骨骺分离和肱骨解剖颈骨折

（一）肱骨头骨骺分离

在骨骺未融合以前，直接或间接暴力作用于骨骺处，均可使骨骺发生分离。常见于 14 岁儿童，20 岁以后因骨骺已与肱骨干发生融合，故不发生骨骺分离。肱骨头骨骺分离虽然少见，但治疗困难，手法不易整复，整复后稳定性也较差，容易发生再移位。所以常需手术切开复位。术中可用两根克氏针做交叉内固定，术后用三角巾悬吊伤肢，3 周后拔除钢针，开始功能锻炼。忌用螺丝钉内固定，以免加重骨骺损伤，导致骨骺发育障碍。

（二）肱骨解剖颈骨折

肱骨解剖颈系指位于肱骨头和大小结节之间的狭窄区域，呈浅沟状。肱骨解剖颈骨折比较少见。患者大多为老年人，主要由间接暴力所致，跌倒时，手部先着地，暴力沿上肢纵轴向上冲击于解剖颈所致。解剖颈骨折后手法不易整复，骨折也较难愈合。肱骨头常因缺血而发生无菌性坏死。治疗常采用肱骨头切除、人工肱骨头置换术，术后早期开始功能锻炼。对年老、体弱，不能耐受手术者，也可在局麻下行手法整复及三角巾悬吊伤肢于功能位，3 周后开始功能锻炼。

第六节　肱骨干骨折

肱骨干上起肱骨外科颈下 1cm 处，下至肱骨髁上 2cm 处。肱骨干是一长管状骨，上部较粗，中 1/3 以下逐渐变细，至下 1/3 成扁平状，并稍向前倾。肱骨干中、下 1/3 交界处后外侧有一桡神经沟，沟内有桡神经紧贴骨膜通过，所以在中下 1/3 发生骨折时容易并发桡神经损伤，应注意检查，有无垂腕、掌指关节不能主动伸展等。

（一）损伤机制

肱骨干骨折各种年龄均可发生，但儿童比成年人少见。骨折可由直接暴力和间接暴力引起。直接暴力所致的骨折，多发生在肱骨干的上 1/3 和中 1/3，且多为横行或粉碎性骨折；间接暴力所致的骨折，多发生在下 1/3，多为斜行或螺旋形骨折。

骨折后，由于肱骨各平面所附着的肌肉不同，因而有不同方向移位的倾向。上 1/3 骨折，由于骨折发生在三角肌的止点以上，近侧骨折段由于胸大肌、背阔肌和大圆肌的牵拉，可向前、向内移位；远侧段因三角肌的牵拉，而向上向外移位。中 1/3 骨折，由于骨折发生在三角肌的止点以下，则近侧骨折段由于三角肌的牵拉，而向前、向外移位；远侧段由于肱二头肌、肱三头肌和喙肱肌的牵拉，而向上移位。下 1/3 骨折，断端移位的方向，随暴力的作用方向以及前臂和肘关节的位置而异，常见的是伤时伤员将前臂置于胸前，致使远段向内旋转移位。

（二）临床表现及诊断

肱骨干骨折常有明显的体征，如假关节、畸形、肿痛及骨擦音等症状。合并桡神经损伤时，有垂腕、各指掌指关节不能伸直，拇指不能外展以及手背桡侧皮肤有大小不等的感觉麻木区。

（三）治疗

（1）无移位的肱骨干骨折：用小夹板加纸压垫固定 6～8 周即可。

（2）有移位的较稳定的骨折：应在 2%普鲁卡因局麻或臂丛麻醉下，按照骨折移位的反方向进行复位，应用小夹板固定，并在有移位倾向的部位放置纸压垫，患肢用三角巾悬吊。

（3）少数很不稳定的斜行或螺旋形骨折，伴有重叠移位：宜用悬垂石膏，其重量应视患者伤肢肌肉的强弱决定，一般不超过 2kg。鼓励患者下床行走，睡眠时取半卧位，还应调整颈腕带以矫正骨折片的对线。放长颈腕带以矫正向后成角，缩短颈腕带以矫正向前成角，将颈腕带移向腕背以矫正向外侧成角，将颈腕带移向掌侧以矫正向内侧成角，经 3～4 周，改换小夹板固定。成人固定时间一般为 8 周左右。

（4）肱骨干骨折断端间有软组织嵌入：多数应用回旋手法可以解脱嵌入的软组织，使骨折端复位。个别手法整复失败者，应及时切开复位。横行骨折采用髓内针固定或用形钢板内固定。斜行骨折以 2～3 枚螺丝钉固定，外加"U"形石膏或肩人字形石膏固定。

（5）并发桡神经损伤的骨折：桡神经损伤多为挫伤，应先观察 2～3 个月，一般在骨折愈合过程中都会逐渐恢复。如在早期能确诊桡神经损伤断裂者，例如在开放性骨折清创时发现桡神经断裂，应及早进行神经缝合，并做骨折的内固定。有的患者桡神经确实断裂，但未能在早期诊断，或由于骨折断端新生骨痂的压迫与粘连，桡神经仅部分恢复或根本没有恢复，则应在骨折愈合后，尽早进行探查，做神经缝合或神经松解手术。有肌电图的单位，应行肌电图检查，如出现失神经纤维颤动，常是手术探查较科学的指征。桡神经损伤如在晚期，即伤后 2 年以上发现，确无恢复希望者，可进行肌腱移植手术以改善伸腕及伸指功能。

（6）肱骨骨折骨不连接：肱骨骨折骨不连常见于成年人肱骨中下 1/3 骨折。骨不连的常见原因其中包括肱骨的滋养动脉自肱骨的中下 1/3 处进入，骨折时或整复时因暴力引起动脉断裂，影响局部的血液供应；横行骨折错误地应用较重的悬垂石膏致骨折端分离。X 线片示无连续性骨痂，骨断端的髓腔封闭，假关节形成。治疗方法为骨移植和直流电刺激骨断端，也可外用骨愈膜，促进骨愈合。植骨时，一般采用前外侧切口进入，沿肱二头肌外缘切开皮肤与皮下组织。于肱骨中下 1/3 交界处，细心找出自后下方向前下穿过外侧肌间隔过肱桡肌深侧的桡神经，并注意保护。沿桡神经内缘纵行切开肱肌暴露肱骨干，清理修整骨断端，打通髓腔，取胫骨骨板植骨，螺丝钉固定，断端周围植入松质骨碎片，手术后上肢以肩人字石膏固定 3 个月，去除石膏后根据具体情况改用小夹板固定至骨折愈合牢固。如果骨断端清理后骨缺损短，可用一般骨移植。如缺损＞5cm 可用吻合血管的骨移植或带血管蒂的植骨。术后肩人字石膏固定 6～8 周即可开始活动，因为植入的骨片不需要一个坏死和爬行性替代过程。

（7）不稳定骨折或需切开复位的骨折：可采用外固定支架，这样既有利于骨折的愈合，又有利于关节功能锻炼。

（8）电流治疗骨不愈合：大多采用直流电，阴极直接插入骨不愈合处，阳极置于皮肤表面，为了使大的骨骼如股骨和胫骨愈合，需要 4 个 20μA 的阴电极，历时 12 周，治疗期间为防止骨折处活动和阴极脱出，肢体应做石膏固定，而且患肢不能负重，否则阴电极周围的皮肤可能受刺激，阴电极也可能折断。电源置于石膏中，阳极在石膏的近端贴附于皮肤，这样整个装置便于携带。电疗 12 周后拆除石膏及电极，摄肢体的正侧位及左、右斜位片，绝大多数能够愈合，少数不愈合者，通常需要再做 12 周不用电极的负重石膏固定。

第七节　肱骨髁上骨折

（一）应用解剖

肱骨下端扁而宽，前有冠状窝，后有鹰嘴窝，两者之间仅有一层极薄的骨片相隔，所以髁上部容易发生骨折。肱骨下端由内髁和外髁构成，各包括关节和非关节两部分。外髁的关节部分称"肱骨小头"，内髁的关节部分称"滑车"，内、外髁的非关节部分向内外两侧凸起，分别称为"内上髁"和"外上髁"。内上髁为前臂屈肌的起点，其后方有尺神经沟，内有尺神经通过。外上髁为前臂伸肌的起点。内、外髁与肱骨长轴形成向前25°的前倾角。肘关节伸直时，形成6°～10°的外偏角（即提携角）。

肱骨髁的前面有肱动、静脉和正中神经，由肱二头肌筋膜下通过，进入前臂。髁上骨折时，肱动、静脉和正中神经易被刺伤或挤压在筋膜和骨折断端之间，引起血液循环障碍或正中神经损伤。另外，桡神经深支与肱骨外髁接近，尺神经在内髁后方的尺神经沟内经过，因此，如骨折远端侧向移位严重时，可损伤桡神经和尺神经。诊断时必须检查桡动脉搏动，正中、桡、尺神经的功能，并做详细记录。

肱骨下端有四个骨化中心：外髁骨化中心出现于 1 岁，至 15 岁骨骺线闭合；内髁骨化中心出现于 7～9 岁，至 14 岁骨骺线闭合；外上髁骨化中心出现于 12 岁，至 13～14 岁骨骺线闭合；内上髁骨化中心出现于 4～6 岁，至 20 岁骨骺线闭合。肱骨髁上骨折是 4～8 岁儿童最常见的一种骨折。骨折后容易发生骨骺分离，因此，在 X 线片上勿将骨骺线误诊为骨折线。

正常人屈肘时，肱骨内外上髁与尺骨鹰嘴尖端的三点关系应成一等腰三角形。肘伸直时，上述三点成一直线。髁上骨折的患者三点关系正常，而肘关节脱位时，则三点关系破坏，可用以与脱位鉴别。

（二）损伤机制及分类

肱骨髁上骨折按发生骨折的暴力不同，分为伸直型和屈曲型两种，以伸直型最为常见。

1. 伸直型

跌倒时肘关节在半屈或过伸位，手掌撑地，肱骨下端受到上传的间接暴力所致。骨折远端向后上方移位，X线片示骨折线自前下方斜向后上方，背侧骨膜多完整。伸直型髁上骨折根据来自侧方的偏重伤力之不同，可分为尺偏型和桡偏型骨折。

（1）尺偏型：骨折远段除有向上方移位外，还有向尺侧移位。此型骨折暴力来自肱骨髁前外方，尺侧所受伤力较大，远折段尺侧断端的骨皮质往往被挤压塌陷，因而产生内侧嵌插缩短和向内侧倾斜，远侧骨折端向尺侧倾旋是导致肘内翻主要因素。发生肘内翻畸形者中以尺偏伸直型最高。骨折整复后，即使达到解剖复位，仍然存在向外成角的趋势，故容易产生肘内翻畸形。

（2）桡偏型：骨折远段除有向后上方移位外，还有向桡侧移位。此型骨折，暴力来自肱骨髁前内方，桡侧所受伤力较大，远折段断端桡侧的骨皮质被压缩塌陷。此型与尺偏型出现的畸形相反，可出现肘外翻畸形，但少见。

另外，伸直型骨折，还可发生旋转移位。跌倒时前臂处于旋前位，或跌倒后附于外髁的伸肌总腱和内髁的旋前圆肌都处在紧张状态，产生牵拉力，把骨折片拉向前方。如果跌倒时前臂处于旋后位，屈肌总腱和旋后肌的牵拉可使肱骨远折段向后旋转，但临床上少见。

2. 屈曲型

跌倒时肘关节呈屈曲位，肘后部着地，暴力由肘部的后下方撞击尺骨鹰嘴所致。骨折的远段向前方移位。骨折线由前上方斜向后下方。很少发生血管损伤，但尺神经损伤较多见。

另外，有些髁上骨折，骨折线很低，相当于骨骺线水平，肱骨小头或滑车骨骺一起与肱骨干分离，这种骨折称为肱骨远端骨骺分离（也可称为低位髁上骨折），其发生机制和治疗方法与肱骨髁上骨折完全相同。也有的患者，由于所受伤力不大，骨膜未完全断裂，呈不完全性骨折，或只有轻度的内侧或外侧的嵌插。

（三）临床表现及诊断

肘部肿胀及压痛，有向后突出及半屈位畸形，与肘关节后脱位相似，但可从骨擦音、反举活动、触及骨折端及正常的肘后三角等体征与脱位相鉴别。必须检查桡动脉的搏动及正中、桡、尺神经的功能。血管损伤大多系挫伤和压迫后发生血管痉挛。早期症状为剧烈疼痛，桡动脉搏动消失，手部皮肤苍白、发凉、麻木，若不及时处理，可发生前臂肌肉缺血性坏死，纤维化以后形成缺血性肌挛缩，导致爪形手畸形，造成严重残疾。

（四）治疗

1. 肱骨髁上骨折无明显移位

可用石膏托加颈腕带悬吊3周，或用4块小夹板超肘关节固定即可。

2. 有移位的骨折

应在良好的麻醉下，力争伤后4～6小时进行早期手法整复，以免肿胀严重，甚至发生水泡，影响整复和外固定。

（1）伸直型：在全身或臂丛麻醉下，患者取仰卧位，前臂中立位，伸直肘部拔伸牵引，先矫正侧向移位，在持续牵引下，术者以一手小指环握近段骨折片，用拇指顶住远段骨折片，先轻度加压，略向背侧牵引，使嵌顿的骨折片分离，然后拇指用力将远侧骨折片向前推挤，在牵引中逐渐屈曲肘关节，操作最好在电视下或在 X 线透视下进行，以便得到较好的整复，以后用长臂石膏后托将患肢固定于屈肘 60°左右，固定 4～6 周。固定过程中必须注意桡动脉搏动是否能摸到，如搏动摸不到，应在伸肘 135°位进行皮肤牵引，这是一种比较安全有效的方法。

对不稳定性髁上骨折采用手法复位加尺骨鹰嘴克氏针持续牵引加上肢石膏外展架固定的治疗方法是比较理想的。它可以防止 Volkmann 缺血性肌挛缩和肘内翻畸形的发生。具体操作可分为三步：第一步手法复位同上法。第二步持续牵引，肘关节屈曲 90°，肩关节前屈 90°，使前臂与床面平行，消毒皮肤铺巾，做尺骨鹰嘴克氏针牵引术。牵引重量为 1.5～2.5kg，3～5 日后肘部胀肿基本消退，做 X 线检查。如骨折无移位，即可行上肢石膏及外展架固定。如果骨折再移位者，需在麻醉下再次复位。一般采用上肢螺旋牵引架复位。第三步石膏固定，复位后立即石膏固定并加压塑形。摄 X 线片复查，对位满意者拔除克氏针并加用外展架固定。4～6 周后拆除石膏及外展架并复查，开始功能锻炼。

（2）屈曲型：一助手握上臂，另一助手握腕部，使肘关节伸直做牵引，术者双手环握于近侧断端后侧向前推压，即可复位。用长臂石膏后托固定于肘关节伸直位 2 周，以后改为功能位，继续固定 2 周。

3. 对开放性骨折的处理

开放性骨折，尤其伴有血管损伤者，需抓紧时机进行手术探查，并行内固定术。手术在臂丛麻醉下进行。取肘前切口，暴露肘关节前部后，沿肱二头肌内侧缘切开肌筋膜，即可找到肱动脉及正中神经，分别观察损伤的情况加以处理。然后暴露骨折端，准确复位后，用 2 根克氏针分别由内、外髁斜向肱骨干做交叉固定。针尾留于皮下，逐层缝合切口。术后用长臂石膏后托固定前臂于功能位，4 周后拔针去除外固定，开始功能锻炼。

4. 肱骨髁上骨折并发血液循环障碍

必须紧急处理，否则就会产生前臂缺血性肌挛缩，严重影响患肢的功能。处理时首先应在麻醉下整复移位的骨折断端，以解除骨断端对血管的压迫。如桡动脉搏动仍不恢复，患肢剧烈疼痛，手指不能主动屈伸，做被动伸指活动时疼痛加剧，前臂及手指麻木，手部皮肤发绀、发凉，应及时进行颈交感神经节封闭。在同侧颈根部胸锁乳突肌后缘扪及第 6 颈椎横突，于其下 1～1.5cm 处向后方刺入针头，直达横突，退出 1mm 后注入 1%普鲁卡因 15～20mL，浸润于局部，数分钟后出现霍纳综合征（Horner's syndrome），即同侧瞳孔缩小、眼睑下垂、脸面潮红、不出汗即表示星状神经节被封闭。同时肌内注射血管扩张药物，如罂粟碱 15～30mg，或妥拉苏林 25mg。每 15 分钟检查 1 次，如患手的温度逐渐变暖，疼痛减轻，手指可主动伸直，则可继续观察。如经上述处理，观察 1 小时，症状、体征不但没有减轻，反而加重，就必须进行急症手术，切开肘窝进行探查，根据发现的病变做相应处理。同时应行筋膜切开减压，改善血液循环，预防骨筋膜室综合征的发生，防止肌肉和神经发生缺血性坏死的危险。

（1）动脉断裂：如血管缺损长度不超过 2cm，可屈肘行对端吻合；如缺损长度超过 2cm，可行自体静脉移植术。如动脉断裂位于肱深动脉以下，尺、桡动脉分叉处以上，也可结扎肱动脉，因肘关节水平血管有丰富的侧支循环，肱动脉结扎后一般不会引起肢体坏死。骨折的处理可采用 2 枚克氏针分别从内、外髁交叉穿入固定。

（2）动脉内膜断裂或血管部分破裂：血管清创后在其纵轴方向上间断缝合修补，以免管腔狭窄，或将损伤的血管段切除做对端缝合或结扎。

（3）动脉内膜挫伤血栓形成：看上去损伤处动脉增粗，色青紫，摸上去有实质感，其近端搏动良好，而远端痉挛变细。遇此情况应在血栓形成处切开血管，取出血栓，用 20mg/100mL 肝素盐水冲洗血管腔，直至近心端与远心端都有鲜血喷出，缝合血管切口。

（4）动脉痉挛：动脉一段收缩变细，宜将动脉周围交感神经切除，即将血管鞘与部分外膜剥除，并用温热的 2％普鲁卡因或 2.5％盐酸罂粟碱溶液湿敷，或局部应用异丙嗪湿敷，必要时可分段进行液压扩张，一般均可解除痉挛。

血液循环障碍解除后，如骨折已行内固定者，可以外加石膏后托固定上肢，<90°的屈曲位。未行内固定者，可行尺骨鹰嘴骨牵引，3～5 日肿胀消退后改行上肢石膏及外展固定架。

5．合并神经损伤

以正中神经与桡神经损伤较多，尺神经损伤最少见。神经损伤多为挫伤，经过 3～6 个月一般都能自行恢复。除确诊为神经断裂者外（如开放性骨折伴有神经、血管断裂者），一般不做早期探查手术。

（五）晚期并发症

主要有前臂屈肌缺血性挛缩、肘内翻与肘外翻畸形。虽然随着各种治疗方法的改进，这些并发症已明显减少，然而一旦发生前臂屈肌缺血性挛缩，至今无特效治疗方法，故医务人员必须高度重视，在治疗一开始就应采取正确措施，以进一步减少或避免并发症的产生。

1．前臂缺血性肌挛缩

前臂缺血性肌挛缩是一种后果严重的并发症。有典型的畸形，肘微屈、前臂旋前、腕掌屈、拇指内收、各手指的掌指关节过伸，指间关节屈曲，常使伤肢几乎全部丧失功能，所以在处理肘部损伤时要特别注意预防。

发生的根本原因是肌肉缺血。除伸直型肱骨髁上骨折并发血液循环障碍者未及时有效的处理外，各种肘部和前臂的骨折或损伤，过紧的、不适当的石膏筒、小夹板、压力垫或环状绷带包扎，当患肢疼痛，肢端出现张力性水泡等血液循环障碍征象时，如未及时松解都可能引起前臂屈肌挛缩。肌肉缺血后引起组织代谢紊乱，产生的酸性代谢产物及生物活性物质，如组胺等，使毛细血管内皮细胞通透性增加，更多的血浆蛋白渗入组织间隙，使组织胶体渗透压增加，即组织的吸水力增加，造成肌肉组织肿胀。被深筋膜紧密包绕的前臂屈肌群，位于封闭的骨筋膜室内的张力增加，可引起反射性动脉痉挛和静脉、淋巴管内压力增加，进一步加重肌肉缺血，形成恶性循环。

一般来说，如骨筋膜室内张力增加不解除，出现缺血后 30 分钟内，即可出现神经功能异常。完全缺血 12～24 小时后，将发生永久性神经功能丧失。肌肉组织在缺血 2～4 小时后，即出现功能改变。如缺血持续 12 小时以上，即足以产生肌肉挛缩，发生永久性的功能障碍，如能及早发现，采取有效措施，中断上述恶性循环，使肌肉组织尽早恢复血液供应，可避免发生缺血性肌挛缩。

肌肉缺血后发生的变化主要在前臂深部的屈肌群，特别是指深屈肌和拇长屈肌，严重者累及指浅屈肌、旋前圆肌、正中神经，甚至尺神经也受到影响。缺血区的中央是坏死组织，坏死区四周被坏死和纤维化相交织的区域包绕，逐渐向外则纤维化程度显著减少，最外层为可逆性的缺血区。

前臂屈肌缺血性挛缩发生后，应观察半年到一年，必要时再行手术治疗，因为开始数周内挛缩可逐渐加重而达最严重程度，但几个月后又有所恢复。对挛缩较轻的儿童患者，早期可通过主动与被动牵伸和整形的伸展夹板矫正，可减轻畸形和改善患肢的功能。挛缩严重的患者治疗十分困难。为解决屈肌挛缩曾使用骨缩短术或前臂屈肌起点下移术等，均因效果不佳而很少采用。1956 年 Seddon 提出切除所有由于缺血引起的不可逆性损害的组织，将肌腱延长或移位于仍有收缩功能的肌肉，以达到纠正畸形和恢复肢体活动功能的目的。这种手术如在伤后一年内进行，效果较好。近年来随着显微外科技术的发展，采用带神经、血管的游离肌肉移植术，也取得了一定的效果。

（1）切断纤维化的旋前圆肌与指浅屈肌起于尺骨部与桡骨部之间的腱索，以松解经过其下受压的正中神经，严重的正中神经损伤，可行带血管的游离神经移植。

（2）切除坏死与挛缩的屈肌并进行肌腱延长或转移手术，如将指深屈肌的远侧肌腱在腕以上切断放松与指浅屈肌的近侧或其他没有明显挛缩的肌肉交叉缝合。亦可将桡侧腕长伸肌经桡侧皮下转移至掌侧与各屈指深肌腱的远侧相缝合。缝合应注意各手指的张力，使示指至小指的屈度递增。术后以前臂石膏托固定腕关节于中立位 3 周。

（3）拇指对掌功能的重建，可将小指展肌的肌止切断，分离出肌腹直至豌豆骨以上的尺侧腕屈肌肌腱。分离时，必须注意保留位于小指展肌肌腹深面供应该肌的血管神经束。翻转肌腹经鱼际部皮下隧道，将游离的小指展肌肌止缝于拇短展肌的肌止上，术后以石膏托固定拇指于对掌位 2～3 周。或采用其他对掌功能重建手术。若无合适的动力肌腱可利用，则可做拇指对掌位固定。

（4）切除坏死与挛缩的屈肌并进行带蒂肌肉移植术，应用显微外科技术缝接移植肌肉的血管和神经，肌肉不仅存活，而且能恢复收缩功能，如应用股薄肌、背阔肌、胸大肌或其他肌肉移植于受区，并与受区血管、神经相吻合，在张力适中的情况下，分别将前臂近远端残存的屈肌和肌腱与移植的肌肉近远端相缝合，对纠正挛缩畸形，改善功能有一定的作用。

（5）重建正中神经，如正中神经与尺神经均受到严重缺血性损害，可利用尺神经行带蒂神经移植，即神经襻移植，修复正中神经；如尺神经正常，但正中神经严重缺血，则可游离神经移植。移植神经可取自臂内侧皮神经或小腿外侧腓肠神经。

2. 肘内翻与肘外翻

常人肘关节伸直时有 6°～10°外翻角，称提携角，在整复髁上骨折时应注意此关系。

肱骨髁上骨折处理不当时容易引起肘内翻畸形，肘外翻畸形很少见。发生肘内翻的原因说法不一，一般认为：①原始创伤说，认为肘内翻的发生与骨折发生的应力方向及对骨皮质的损伤程度有直接关系；②认为主要因整复不准确，固定不确定；③认为前臂重力作用于骨折断端造成肘内翻畸形。三者不是孤立的，而是相互作用和影响的，但我们认为远侧骨折端向尺侧移位是导致肘内翻的重要因素。

预防肘内翻畸形的发生，主要在于矫正骨折远侧段向尺侧倾旋移位。复位时矫正倾旋达到尺侧骨皮质开口，桡侧嵌入，并有 5°左右的桡倾旋角，是防止肘内翻发生的关键。将前臂固定在旋后位、肘关节屈曲、手掌对肩峰位置。

肘内翻畸形一旦发生，如骨折端愈合尚不牢固，则可以在麻醉下按照上述要求重行复位矫形。如畸形愈合已牢固，则根据具体情况酌情处理，一般对今后功能无影响的轻度畸形可不必处理。如肘内、外翻超过 20°，伤后 2 年，功能仍有明显障碍者，则应行早期截骨术矫正畸形，一般 8～9 岁即可进行。髁上截骨术宜采用外侧切口进入，注意保护桡神经，自肱骨外上髁向上沿外侧肌间隔分离骨膜，在外上髁 2cm 上做楔形截骨或三角形骨瓣截骨，用两枚克氏针分别从内、外上髁处斜行交叉穿入。也可用螺丝钉内固定。术后用石膏托固定肘关节于伸直位 3 周，以后换长臂管形石膏固定肘关节于屈曲 90°位置。6 周后拔除克氏针。摄 X 线片证实截骨面已愈合后，去掉石膏，开始功能锻炼。

肘外翻严重者可引起位于鹰嘴与肱骨内上髁之间的尺神经过度牵伸性的外伤性尺神经炎，宜及早行尺神经前置手术，沿肱骨内上髁前缘向远近侧纵行切开皮肤与皮下组织 5cm，分出尺神经。剥离时，勿损伤支配尺侧腕屈肌的肌支，将分离出的尺神经移置于肘前皮下。

第八节　肱骨髁间骨折

（一）损伤机制及分类

肱骨髁间骨折比较少见，多发于成年人，常因肱骨下端受到压缩性的暴力所致。髁间骨折多数发生移位，无移位者极少见。实际上这种骨折包括髁间和髁上骨折两部分，骨折线常呈"T"形"Y"形或其他粉碎的不规则形。根据骨折后远折端移位的方向分为如下三型。

（1）伸直型骨折：跌倒时肘伸直位掌心着地与地面直接相撞，引起向上传导的暴力与肱骨干向下的力量发生作用造成骨折，内外髁两骨折片向后移位，骨折片常向两侧分离或伴有旋转移位。

（2）屈曲型骨折：跌倒时肘屈曲位损伤，内外髁两骨折片向前移位，同时常伴有两髁分离或旋转移位。

（3）粉碎性骨折：受伤时无论肘关节处于伸直位或屈曲位，因暴力过大，造成两髁骨折片在 3 块以上，除有严重的分离移位外，可有旋转或前后移位。

（二）临床表现及诊断

局部肿胀极为严重，关节腔内有积血，疼痛剧烈。严重的骨折常损伤周围软组织，如血管或神经，也可穿破皮肤，形成开放性骨折。诊断时应检查可能并发的血管或神经损伤。

（三）治疗

治疗的原则是骨折应有良好的复位和早期功能锻炼，促进恢复良好的功能。

（1）手法复位外固定：在臂丛麻醉下进行。经过牵引，拉出插向远侧碎片之间的近侧骨端，术者以两手掌自髁上部的内侧与外侧向中间挤压，整复髁间部的分离移位，同时在肱骨髁骨折片上部的内外两侧施加压力，整复旋转移位，这样把髁间骨折转化为髁上骨折，然后再按肱骨髁上骨折的复位手法来整复骨折远端的前、后方移位。应用石膏于屈肘 90°位固定 5 周，注意固定 7～10 日肿胀消退后应及时更换石膏，以免松动骨折再移位。也可用小夹板外固定。有缩短移位或骨折的稳定性较差者，应配合尺骨鹰嘴骨牵引。

（2）尺骨鹰嘴骨牵引：适用于骨折端有明显重叠、两髁分离和旋转移位、关节面不平整以及开放性或严重粉碎性骨折；或手法复位失败；或虽手法复位成功，但小夹板固定后骨折稳定性较差者。采用尺骨鹰嘴骨牵引治疗，牵引重量为 1.5～2.5kg，牵引时间为 3 周，再改用小夹板或石膏固定 2～3 周。在牵引的开始 1 周应常摄 X 线片，要求达到满意的复位。

（3）钢针经皮撬拨复位和克氏针经皮内固定：此法组织损伤少，先手法整复使髁间骨折变为髁上骨折，然后按髁上骨折处理。在内、外上髁处各钻入 1 枚克氏针，在 X 线透视下，整复内外髁两骨折片的旋转移位，在肱骨髁的内外两侧用手法向中部挤压，整复髁间部的分离移位，再用手法整复髁上部移位。复位满意后，将内外髁部的克氏针钻入对侧髁内，2 枚克氏针呈交叉内固定。若固定不够稳定，可加做骨牵引治疗 2～3 周。

（4）切开复位和内固定：适用于髁间粉碎性骨折，不宜手法复位及骨牵引的青壮年患者；或经过手法复位和骨牵引，而对位仍不满意，关节面不平整的患者；或伤口较大的开放性骨折的患者。

手术在臂丛神经胆滞麻醉下进行，取肘后正中切口进入，注意保护尺神经。骨折显露后先整复髁间部，用 1 枚螺丝钉横闩固定，然后整复髁上部，用 2 枚螺丝钉或克氏针呈交叉状固定。术后用石膏托固定患肢于功能位，三角巾悬吊前臂于胸前。2 周后去除石膏托，改换小夹板再固定 2～3 周。对陈旧性骨折畸形愈合严重影响患肢功能者，做肘关节成形术或关节融合术，也可行人工肘关节置换术。

第九节　肱骨外髁骨折

肱骨外髁有前臂伸肌群附着，它包含非关节面（包括外上髁）和关节面两部分。外髁骨折占 2.7%，常见于 5～10 岁的儿童。由于骨折片有很大的部分属于软骨组织，因而在 X 线片上是不显影的，仅显示出骨化中心，故易误认为是轻微骨折。实际上，骨折片要比 X 线片上显示的大得多。它包括肱骨小头的骨骺、干骺端和滑车骨骺的一部分，如果处理不当，将造成严重的不良后果，因此应引起临床医生的足够重视。

（一）损伤机制及分类

骨折多由肘内翻暴力所致，肘的外侧常有明显血肿与肿胀、皮下淤血和压痛，有时可在肘部皮下摸到翻转移位的骨折片，这是由于外髁受桡侧伸腕肌的牵拉造成的，同时肘部三点关系受到破坏。肱骨外髁骨折可分三种类型。

1. 无移位型骨折

肘于伸直位跌倒，手掌撑地，伤力从手掌传递至桡骨头，冲撞外髁而造成骨折。由于伤力不大，筋膜及软组织完整，骨折片无明显移位。

2. 轻度移位型骨折

跌倒时肘关节微屈，前臂旋前外展位着地，伤力沿桡骨纵轴向上向后冲撞外髁，骨折后产生向外、后上方的轻度移位；如跌倒时肘关节呈伸直位，前臂内收着地，外髁骨折后由于前臂伸肌群牵拉向前下方轻度移位。

3. 翻转移位型骨折

翻转移位型骨折多由间接暴力引起。由于受伤的部位不同和附着于受伤部位的肌群的牵拉，在移位的同时还发生骨折片翻转。根据翻转移位的方向，又可分为：

（1）后移翻转型：跌倒时伤者的身体前倾，肘关节处于轻度屈曲位或过伸位，手外展，掌心着地，暴力沿桡骨长轴向上、后冲击肱骨外髁而发生骨折。骨折片受到附着于外髁上的伸肌总腱的牵拉和旋后肌突然收缩而产生的牵引力，使外髁产生横轴的向外翻转和纵轴的向外翻转和纵轴的前后旋转。

（2）前移翻转型：跌倒时伤者的身体后仰，肘关节呈屈曲内收位，肘部着地，暴力由肘后向肘前冲击肱骨外髁而发生骨折，骨折片受到旋后肌的急剧收缩牵拉，产生向前及向外的翻转。临床上后移翻转型比较多见。翻转角度可<90°，也可大至180°。

（二）临床表现及诊断

主要为局部疼痛、肿胀和关节腔内积液。检查时可见肱骨下端变宽，而上髁相对的正常关系有改变。肘关节侧方移位则增大。X线检查须注意肘关节有无脱位。

（三）治疗

1. 无移位型骨折

局部用外敷药后用三角巾悬吊或长臂石膏托固定肘关节屈曲90°位3周。

2. 轻度移位型骨折

需手法整复，用2%普鲁卡因10mL局麻后，先在伸肘位牵引，术者以拇指将向外、后上方移位的骨折片向内、前下方挤压，为达到准确的手法整复，可在X线透视下进行，直至骨折断面对合，对向前下方移位的骨折片则向后上方挤压，复位后于屈肘90°位以石膏后托固定3～4周。

3. 翻转移位型骨折

这是一种有严重移位的关节内骨折。治疗原则是骨折的解剖复位和较早开始功能锻炼，如骨折片不能解剖复位时，做骨折片切除术。手法复位方法是先把前移翻转型变为后移翻转型，然后按下列五步操作法复位。

（1）患者取卧位，在臂丛或局麻下复位。助手站在伤肢的后方，两手环抱伤肢的上臂并予固定。术者在伤肢的前方，以左手紧握伤肢的腕部，置前臂于旋后位，肘关节处于120°左右，右手拇指和示指仔细摸清骨折块滑车端和外上髁干骺端，辨清移位的方向和翻转的程度。如局部肿胀较甚，可用拇指的指腹轻柔地按压肿胀处，使肿胀消退后摸清骨折块。

（2）将腕关节背伸并内收前臂，右手拇指、示指将骨块尽量向肘后推送。在推送的过程中矫正冠状轴及纵轴旋转，使之变为单纯的向后翻转移位。

（3）扩大肱桡关节间隙。术者徐徐加大前臂内收的角度，以达到尽量扩大肱桡关节后外方的间隙，然后将骨折块滑车端向前推压，使其接触近折段的骨折面。这时用右手的拇指固定，利用这点作为再翻转的支点。

（4）翻转骨折片复位。迅速将前臂旋前、外展、屈腕以调整伸肌总腱的张力。在逐渐加大屈肘的同时，将骨折块向前、向上、向内翻转推送，通过对骨折片的推压及前臂伸肌总腱的协同作用，如感到骨折片从肘后方弹跳向前的响声，提示骨折已复位。

（5）伸屈展收矫正残余移位。如仍有侧向移位，可用手指固定外髁，将前臂旋后，逐渐伸直肘关节，再左右摆动前臂，肘关节做轻度屈伸活动，残余移位就会得到矫正。

复位后用石膏后托固定于屈肘90°位3～4周。也可用小夹板外固定，去除外固定后逐渐开始肘关节伸屈活动。

4. 撬拨复位

此法操作简单，对组织损伤很轻，但必须熟悉解剖，避免损伤重要的血管和神经。在局麻和无菌条件下，肘部放在微曲内翻位，使关节外侧间隙增宽，在肘前上方沿肱二头肌腱外缘用一斯氏针穿过皮肤并向后下穿过肱前肌，直至针尖触及肱骨下端的前面皮质骨，在透视下，调整针尖位置，使抵住骨折片的前上方，将骨折片向下推挤复位。

第十节　肱骨内上髁骨折

肱骨内上髁为肱骨内髁的非关节部分，有前臂屈肌的肌起点和肘部内侧副韧带附着。内上髁后面尺神经沟内有尺神经通过。内上髁骨骺出现于7岁，闭合于18岁，故骨骺分离多见于7～18岁的青少年。内上髁骨折较少见，占2.6%。

（一）损伤机制及分类

骨折多由肘外翻暴力与前臂屈肌猛烈收缩，引起内上髁撕脱骨折。严重暴力也可引起关节囊内侧部撕裂伤以及肱骨小头与桡骨头的关节软骨挫伤，甚至并发外髁撕脱骨折或尺骨鹰嘴骨折以及尺神经麻痹。内上髁骨折在成人相当少见，主要由直接暴力造成。伤肢肘部内侧常有明显的肿胀、疼痛、皮下瘀斑、压痛、活动障碍及肘后三点关系改变。根据骨折片移位的轻度可分四度。

Ⅰ度：骨折片轻度分离。

Ⅱ度：骨折片被屈肌牵拉，移位至关节间隙平面或呈翻转移位。

Ⅲ度：骨折片进入关节间隙，检查时应注意有无尺神经受压症状。

Ⅳ度：内上髁骨折伴有肘关节向外移位。患者存在一定程度的尺神经牵拉伤。

（二）临床表现及诊断

局部疼痛肿胀明显，关节腔内有积液，在内髁部有压痛，肘关节功能丧失。由内髁向上方移位，故髁间距离增大。有时可伴有桡骨头脱位和尺神经损伤。肘关节在伸直位时，其内收的角度大于正常。X线片检查可明确诊断。

（三）治疗

（1）Ⅰ度与Ⅱ度骨折：一般无须手术治疗，对Ⅰ度骨折的患者，可局部敷药，用三角巾悬吊患肢，或石膏后托固定肘关节于功能位 3 周；Ⅱ度骨折，将肘关节屈曲 90°，用石膏后托固定，并在石膏外面塑形，压迫骨折片，以保持骨折复位，3 周后去除石膏托，开始肘关节的主动功能锻炼。对翻转移位的Ⅱ度骨折，手法整复不良，也可采用钢针经皮撬拨复位和内固定。局麻下，屈肘 90°和前臂旋前位，用手指触及内上髁骨折片，在其下方用一克氏针穿过皮肤，针尖直接戳住骨折片，将它撬回原位。X 线检查复位良好后，用骨摇钻使钢针穿过骨折片，再穿入肱骨下端做内固定。截除多余钢针，残端弯成微曲状，埋入皮下，外用石膏托固定 3 周，然后进行肘关节主动功能锻炼。

估计有肱骨小头与桡骨头关节软骨损伤或严重关节囊撕裂的患者，不宜行粗暴的肘关节被动伸屈活动，以免引起关节囊或周围软组织再度损伤，增加关节与关节周围的瘢痕粘连，从而进一步影响肘关节的功能恢复。

（2）Ⅲ度骨折：新鲜骨折可先用手法整复，在纵向牵引下，做前臂外展、肘部伸直和前臂旋后，造成肘外翻，使肘关节的内侧间隙增宽，同时做伸腕动作；还可用拇指与示指抓住前臂屈肌肌腹的近侧部，用力向外牵拉，将骨折片由关节内拉出；也可用感应电刺激前臂屈肌，获得骨折复位。以后按Ⅱ度治疗。如系陈旧性骨折或虽系新鲜骨折但手法整复失败，必须及时切开复位内固定。内固定材料为克氏针、螺丝钉，儿童也可用丝线缝合骨折周围的软组织。也可切除较小的骨折片，然后修复肌肉或韧带附着。切口自内侧进入，外翻肘关节，内侧间隙增宽后整复嵌入的骨片，伴有尺神经麻痹症状者，采用尺神经松解或同时行尺神经前置术，术后石膏托固定 3 周。

（3）Ⅳ度骨折：先整复脱位的肘关节，使其转化为Ⅰ度或Ⅱ度骨折，防止转化为Ⅲ度骨折，然后按Ⅰ度或Ⅱ度的肱骨内上髁骨折处理。

第十一节　尺骨鹰嘴骨折

（一）损伤机制及分类

尺骨鹰嘴有肱三头肌附着。鹰嘴骨折与髌骨骨折很相似，可由直接或间接暴力造成。暴力直接撞击鹰嘴时常引起粉碎性骨折。跌倒时，肘部突然屈曲，肱三头肌强烈收缩，常发生撕脱性骨折。鹰嘴骨折多见于成年，儿童少见。常可分为以下几种类型：

（1）骨裂：仅有一裂缝或青枝骨折，骨折周围骨膜和肌筋膜完整或仅有极轻度破裂，有足够力量保持骨折片的位置。多见于儿童。

（2）横行或斜行骨折：由肱三头肌猛烈牵拉引起，肱三头肌扩张部与关系囊韧带后半部撕裂，骨折断片向后上方移位常超过 2mm。多见于成人。

（3）粉碎性骨折：为直接暴力引起，骨片粉碎，分离移位。多见于成人。

（4）复合骨折：肘部受到严重挤压伤引起鹰嘴骨折，伴有肱骨下端、尺桡骨或桡骨头骨折，或肘关节脱位。

（二）临床表现及诊断

肘关节疼痛肿胀和不能自动伸展肘关节。明显的畸形是肘关节呈半屈位和肘后外侧肿胀。有时可见到皮肤淤血斑。触诊时可能摸到分离的骨折块和上下骨折端之间的空隙，局部压痛明显。被动伸屈肘关节时，鹰嘴突不与尺骨干共同移动。

（三）治疗

（1）骨裂：外敷药后用三角巾或长臂石膏后托固定患肢于屈肘 135°位，3 周后去除固定，通过主动功能锻炼，常获得迅速和良好的功能复原。老年人应适当缩短外固定时间，尽早开始肘关节伸屈操练。

（2）横行或斜行骨折：宜行手术治疗，原则是恢复整齐的关节面、肘关节的稳定性和屈伸活动功能。一般采用不锈钢丝"8"字缝合骨断端。肘后弧形切口进入，清除骨断端间的血肿，准确对合断端与关节面，使钢丝穿过远侧骨折段的背面皮质骨，钢丝呈交叉状经过骨断端背面，再穿过鹰嘴中部皮质骨或穿过鹰嘴顶点的肱三头肌腱，形成"8"字形结扎。肱三头肌腱扩张部与关节囊韧带以丝线做间断缝合。术后用长臂石膏后托固定肘关节于 135°位 3～4 周，去除外固定后开始肘部主动功能锻炼。切开复位后也可用张力带钢丝和克氏针内固定，或螺丝钉或压缩接骨板内固定。采用钢丝经皮缝合法固定鹰嘴骨折效果也很好。

（3）粉碎性骨折：如关节面很不平整，不能整复时，应切除粉碎的鹰嘴骨折片，并将肱三头肌腱缝合到远侧骨断端，仍能获得肘关节的稳定性。也可考虑行肱三头肌成形术，肘后纵行切口进入，用肱三头肌腱的两条 5mm 宽的条索，穿过肱三头肌腱断端的中央，自鹰嘴远侧断端的钻孔中穿出，翻转与肱三头肌腱缝合。缝合时肘呈伸直位以放松肱三头肌。术后以长臂石膏托固定肘关节于 160°位 3～4 周。

（4）其他：鹰嘴骨折伴有肘关节前脱位时，应先复位肘关节前脱位，然后按照不同的骨折类型，采用上述适合的治疗方法。如鹰嘴骨折伴有尺桡骨或桡骨头骨折时，在正确处理桡骨头的情况下，可以切除鹰嘴骨折片，或在鹰嘴骨折得到正确处理的情况下，切除桡骨头，但不能同时切除鹰嘴骨折片和桡骨头。

第十二节　桡骨头骨折与桡骨头骨骺分离

（一）损伤机制及分类

桡骨头骨折多见于青少年，成人少见。桡骨头骨骺分离主要见于 15 岁骨骺线闭合前的儿童。多因肘关节受到外翻压缩暴力所致，跌倒时手掌先着地，肘外翻，暴力呈纵向向上传导，肱骨小头冲压桡骨头关节面，成人引起桡骨头或颈部骨折，儿童引起桡骨头骨骺分离，并向外下方移位。桡骨头骨折后，在暴力继续作用下，桡骨远侧断端向上移位至肱骨下端关节面的下方，并发肘部内侧牵拉伤，严重时可造成肱骨内上髁骨折、肘内侧副韧带撕裂或尺骨鹰嘴骨折，桡骨头骨折移位者容易并发尺桡下关节半脱位。根据肘部外伤史，桡骨头处有肿胀、压痛以及前臂旋转功能和肘关节伸屈活动受限，应想到桡骨头骨折的可能性，用 X 线片检查可以明确诊断。根据暴力作用的大小及肘关节外伤时的位置不同，可分为以下五种类型：①桡骨头骨骺分离或桡骨颈骨折，桡骨头向外向下旋转移位，呈"歪戴帽"状；②裂缝或劈裂骨折，以桡骨头外侧部较多；③压缩骨折；④嵌插骨折；⑤粉碎性骨折。

（二）临床表现及诊断

肘关节外侧有疼痛、肿胀和压痛。前臂旋转和肘关节伸屈运动受限。根据上述结合 X 线检查可以明确诊断。

（三）治疗

（1）对无移位或轻度移位骨折：局部敷药后用三角巾悬吊患肢或石膏托功能位固定 3 周，以后开始肘关节的伸屈和旋转活动。

（2）桡骨头骨骺分离或桡骨颈骨折引起桡骨头骨折片旋转移位超过 20°：宜用手法复位和石膏外固定。复位方法系在麻醉下，对抗牵引，肘内翻使肱桡关节间隙增宽，拇指用力将移位的骨骺或骨片向前内侧推压使骨折片复位。复位后，用长臂石膏托固定肘关节于 90°屈曲位 3 周。去除固定后行肘关节活动，包括肘关节屈曲和前臂旋转活动的操练。

（3）钢针经皮撬拨复位：适用于桡骨颈骨折手法复位无效者。方法是在局麻或臂丛麻醉下，将肘关节伸直，在肘部上下两侧做对抗牵引，使肘部保持内翻位，从而肱桡关节间隙增宽。在 X 线透视下，于肘外下方用一克氏针穿过皮肤，使针尖抵住骨折片，撬回原位，注意使两骨断端的外侧皮质骨恢复良好的接触，以免发生再移位。复位后石膏托固定肘关节屈曲 90°位 3 周。

（4）手术治疗：包括切开复位、桡骨头切除和人工桡骨头置换术。切开复位适用于桡骨颈骨折旋转超过 25°或桡骨头有较大的劈裂骨折片手法复位失败者。在臂丛麻醉下，取肘关节后外侧切口进入，自肱骨外上髁向后下方，达尺骨皮下缘鹰嘴尖端远侧处 5cm 做皮肤切口，切开肘后肌与关节囊。桡骨颈骨折复位后，一般较稳定，不必做内固定。若骨折片不稳定，可用克氏针或螺丝钉做内固定。术中注意避免桡神经深支损伤。术后用长臂石膏托固定患肢于功能位 3 周，以后加强肘关节的功能锻炼。桡骨头切除术适用于成人的粉碎性桡骨头骨折和桡骨头内侧部劈裂骨折。儿童则不宜做此手术，以免影响桡骨的长度生长。对桡骨头骨折碎片超过关节面 1/3，并有明显移位者或骨折片大小虽未达到整个关节面的 1/3，然而影响肱桡关节或上尺桡关节的活动者，也应早期行桡骨头切除术。手术入路同切开复位。用锐利骨刀切除桡骨近端 1～1.5cm，切时宜将前臂旋前与旋后，以便使切断端更整齐。桡骨截骨端可用骨膜包绕，骨髓腔用骨蜡填塞。注意避免残留游离的碎骨片。术后以石膏托固定于功能位 2 周，去除固定后行肘关节伸屈和前臂旋转功能锻炼。

在成人，对新鲜桡骨头骨折，不伴有上桡尺关节脱位和桡骨颈骨折者，在切除桡骨头后，可置换一人工桡骨头。这样，可以维持桡骨的生理长度，防止桡骨上移，从而维持肱桡关节的稳定性和良好的功能。但对儿童桡骨头骨折、上桡尺关节脱位及桡骨颈也有骨折者不宜行桡骨头置换术。手术在臂丛麻醉下进行，取肘关节后外侧切口，从肘肌和尺侧伸腕肌之间显露桡骨头。切除桡骨头后，断端锉光，开大髓腔，填入骨水泥，置入大小适中的人工桡骨头，切口内放置一根负压引流管，缝合切口，外用长臂石膏托固定肘关节于功能位。术后 3 日拔除引流管，7 日去外固定，开始肘关节功能锻炼。

第十三节 尺骨上1/3骨折伴桡骨头脱位

（一）分类及损伤机制

尺骨上1/3骨折伴桡骨头脱位，又称蒙太奇（Monteggia）骨折。直接暴力和间接暴力均可引起这种骨折，但绝大多数伤员是由间接暴力所致。根据暴力的作用方向和骨折移位的情况，分为以下三种类型。

（1）伸直型：最常见（85%），由间接暴力引起。跌倒时手掌着地，肘关节伸直，前臂旋后或中立位，暴力从手掌传导至尺骨上段而造成骨折，尺骨向前成角，桡骨头向前上方脱位。直接暴力从尺骨的上段后方向前打击，也会造成此型骨折。

（2）屈曲型：比较少见（10%），跌倒时手掌着地，肘关节微屈，前臂旋前，暴力从手掌传导至尺骨上段而引起骨折，尺骨向后成角，桡骨头向后脱位。

（3）内收型：很少见（5%），而且主要见于幼儿，故又称小儿型。跌倒时，手掌着地，上肢内收，暴力从肘内方传向外方，引起尺骨喙突部纵行劈裂或横骨折，骨折很少移位，或仅向桡侧成角，桡骨头向桡侧脱出。

（二）临床表现及诊断

患者有尺骨干骨折体征，同时可察觉桡骨头位于肘关节前方或后方，有时为侧方。检查时，尺骨成角的一侧有明显血肿，如伸直型在前臂之屈侧，屈曲型则在伸侧。成角移位严重者其尖端可能刺破皮肤变成开放性骨折。在肘关节的前外或后外方，常可摸到脱出的桡骨头。X线摄片检查能明确诊断，摄片时必须包括肘关节的正侧位，以免漏诊。正常情况下桡骨头应与肱骨小头的关节面相对。肱骨小头的骨化中心1~2岁出现。桡骨纵轴线应过肱骨小头的骨化中心如有偏移，则表示桡骨头与肱骨小头的关系异常，说明桡骨头脱位或肱骨小头骨骺移位。如X线片上仅有尺骨上端骨折而无桡骨头脱位时，应注意可能是桡骨头脱位后已自动还纳，也应按内收型尺骨上1/3骨折伴桡骨头脱位处理。

（三）治疗

（1）手法整复外固定：在臂丛神经阻滞麻醉下先进行拔伸牵引，伸直型先在伸直肘关节位牵引，以后逐渐屈肘至90°位牵引，屈曲型与内收型则只在伸直肘关节位牵引。牵引3~5分钟，待尺骨的成角与重叠基本矫正后，按移位的相反方向整复桡骨头，如向掌侧移位者推向背侧，同时轻柔地旋转桡骨，使桡骨头的整复更正确。桡骨头整复后，助手用一拇指压住防止再移位。然后矫正尺骨断端，应用夹挤分骨与折顶回旋手法，直至尺骨移位整复。外用长臂管形石膏固定，伸直型骨折脱位应固定于屈肘位。屈曲型或内收型宜固定于伸肘位。1周后应更换石膏，以免因肿胀消退、石膏松动后骨折再移位。石膏固定时间总计6~8周，拆石膏后加强功能锻炼。对开放性骨折，在清创缝合与骨折整复后，宜用长臂石膏托固定，石膏托应包括固定肢体周径的2/3，在石膏成形时注意在桡骨头与尺骨骨折处适当加压塑形，以防止重复移位。肘部固定的位置如上述。

尺骨上1/3闭合性骨折伴桡骨头脱位手法整复后也可用小夹板外固定。小夹板共4块，前侧板从腕横纹起至肘横纹下 1cm 止；后侧板从掌骨中段起，至超过肘关节 3cm 止；内、外侧板分别从桡、尺骨茎突起，至超过肘关节 3cm 止。固定时，助手仍维持整复后轻度的拔伸力，并保持患肢旋后位，注意在适当部位放置纸压垫，如前侧骨折部放塔形垫，在桡骨头的前外侧或后外侧处放小横垫（或葫芦垫）。在前臂的掌侧与背侧各置一分骨垫。对伸直型及内收型骨折，肘关节固定于屈曲90°位，用三角巾悬吊于胸前；对屈曲型骨折，则肘关节处于伸直位，三角巾悬吊于胸前，10 日后逐渐改为屈肘位固定，3~4 周后可拆除小夹板，进行功能锻炼。

（2）切开复位内固定：对手法整复失败以及复位后不稳定易再移位者，如尺骨为粉碎性骨折或斜行骨折，多段骨折或合并桡神经损伤，桡骨头的脱位因软组织嵌入未能整复者均应行切开整复内固定。手术在臂丛神经阻滞麻醉下进行，采用前臂背侧上段切口，暴露脱位的桡骨头及尺骨骨折部。整复尺骨骨折，并用三角形的髓内针做逆行固定，即将三角形髓内针逆行打入近段的骨髓腔，沿鹰嘴突穿出皮肤，针尾要与近段折端平齐，接着将两骨端准确对位，最后将突出鹰嘴突处的针顺行打入远段的骨髓腔，针达尺骨的中下段为止。如有桡骨头脱位，一般能跟着整复。如果环状韧带破裂，轻微者可做修补，严重者应切除重建。重建方法是在切口处将显露之深筋膜边缘剪开一条宽1cm、长 6cm 的深筋膜条带蒂，蒂端与尺骨相连，将其穿过桡骨颈的后面，与其蒂端重叠缝合。术后用功能位臂部石膏托固定，拆线后换管形石膏 6~8 周，骨折愈合去去除外固定，加强功能锻炼。也可在伤口愈合后去除石膏托，改用小夹板固定，直至骨折愈合。

（3）陈旧性蒙太奇骨折脱位的处理：对畸形愈合严重影响功能者，应行截骨矫形。对骨不连接的尺骨骨折的治疗原则是切除硬化骨，打通髓腔，应用坚强的内固定及植骨。经上述处理后，如尺骨能恢复原来长度，则桡骨头应行整复与环状韧带重建。尤以儿童多见。成年患者尺骨骨折手术治疗后未恢复原长度者，可切除桡骨头，以增加前臂的旋转功能。对 14~16 岁以前陈旧性桡骨头脱位的患者，不可以切除桡骨头，否则，将使桡骨失去其上端骨骺的生长，从而尺、桡两骨生长不平衡，最终桡骨短于尺骨，逐渐形成肘外翻畸形。外固定方法同切开复位内固定。

（4）蒙太奇骨折并发桡神经损伤的处理：伸直型蒙太奇骨折常并发桡神经损伤，因桡骨头向前脱位时可能挫伤桡神经，表现为掌指关节伸直障碍，应注意检查。桡神经损伤的处理宜等待观察，不要急于手术探查，因桡神经挫伤后 3~6 个月，一般都能自行恢复，但诊断时不应忽视。

第十四节　桡骨下 1/3 骨折伴尺骨头脱位

桡骨下 1/3 骨折伴尺骨头脱位，又称盖里阿齐（Galeazzi）骨折，好发于成人，儿童很少。

（一）损伤机制及分类

直接暴力和间接暴力均可引起，但临床上本骨折主要由间接暴力造成，跌倒时躯体前倾，手掌撑地，躯体下压的重力和从地面上向上传导的反作用力引起力学上较薄弱的桡骨下中 1/3 处折断，由于桡骨远折段向近侧移位，可引起腕部三角纤维软骨破裂与尺骨头脱位。跌倒时因体位不同，故骨折移位和尺骨头脱位的方向也不同。跌倒时，如前臂处于中立位，桡骨远折段常向掌侧移位，前臂处于旋后位时，则桡骨远折段多向背侧移位。桡骨远折段因受旋前方肌、肱桡肌、拇短伸肌与拇长展肌的牵拉，总是向尺侧移位。由工伤引起的盖里阿齐骨折，多属于开放性骨折。临床上桡骨下中 1/3 骨折伴尺骨头脱位可分为三种类型。

第一型：桡骨下中 1/3 骨折伴尺骨下端骨骺分离，因皆发生于儿童，故又称儿童型。少见。

第二型：桡骨下中 1/3 有横断、螺旋或斜行骨折，因骨折移位较大，常伴有下尺桡关节明显脱位。此型多数由间接暴力引起，主要发生于成人。

第三型：桡骨下中 1/3 骨折伴下尺桡关节脱位和尺骨干骨折。尺骨干骨折可呈完全性，也可呈不完全性。此型多数由直接暴力引起，主要发生于成人，尤其是工人，如机器绞伤等，比较常见。

（二）临床表现及诊断

患者有桡骨干骨折的症状和体证。而且有腕部疼痛和下尺桡关节局限性压痛，前臂旋转及腕伸屈均受限。结合病史和 X 线片可协助诊断。

（三）治疗

（1）手法复位外固定：患者取坐位或仰卧位，在臂丛麻醉下，屈肘 90°，前臂中立位。一助手握住伤肢的腕部和拇指拔伸牵引 3～5 分钟。对第一型骨折，在牵引过程中感到骨折端移动时，术者用力把腕关节先向掌侧屈曲，然后稍向尺偏，同时把背侧的骨凸向掌侧挤压，将骨折近段向上提，使之复位，最后挤压腕部尺骨头使之整复。外用长臂石膏固定 6～8 周，在石膏塑形过程中注意分骨挤压和维持整复后的位置。

第二型骨折手法整复时应先整复下尺桡关节脱位。在拔伸牵引下，术者先用两拇指及示、中指按压尺骨茎突，以矫正掌背侧的移位；然后用两拇指压住桡、尺侧，脱位整复后，助手用两手环抱腕部维持固定。接着，术者按桡骨干单骨折的整复方法整复桡骨下 1/3 骨折。

第三型骨折整复的方法与第二型骨折整复的方法相同，但必须先整复尺骨骨折。

第二、第三型骨折整复后外固定的方法与第一型相同。桡骨下中 1/3 骨折伴尺骨头脱位整复后，也可用小夹板外固定。固定方法是在前臂的掌侧与背侧，以桡骨骨折部为中心，在骨间膜相对应部位放置分骨垫，在成角的方向掌侧或背侧加上平纸垫，然后放置掌、背侧与桡、尺侧夹板，其长度应包括肘下到腕关节以下。桡骨夹板需较长，下达第 1 腕掌关节，使腕关节轻度向尺侧倾斜，防止桡骨再移位，最后用 4 条布带捆扎。

（2）切开复位内固定：适用于桡骨开放性骨折和闭合复位失败者，或手法整复虽能达到复位，但要维持整复的位置比较困难，如锐斜行或粉碎性骨折者。以骨折为中心，采用背侧切口，自桡侧腕短伸肌与拇长展肌之间进入，整复骨折断端，并根据骨折端的情况选用合适的内固定。锐斜行骨折用 1～2 枚螺丝钉贯穿固定，短斜行骨折用髓内针固定，粉碎骨折或蝶形骨折用钢板与螺丝钉固定。如在骨折周围植入自体髂骨，则能促进骨折的愈合。外用石膏固定，直至骨折愈合。

（3）盖里阿齐骨折畸形愈合、骨不连伴下尺桡关节脱位的治疗：当尺骨下端脱位未复位已数月，并有桡骨成角畸形，无论骨折有无愈合，均应首先切除尺骨下端 2cm。如果桡骨骨折已愈合，而且功能不受影响时，不要特殊处理。但当成角畸形严重影响前臂功能时，需施行截骨矫形术。如果桡骨骨折骨不连，手术时需彻底清除硬化骨，打通骨髓腔，选用髓内针或四孔钢板与螺丝钉内固定，并行自体髂骨松质骨移植。外用石膏固定，直至骨折愈合。也可在手术清除硬化骨，打通髓腔自体植骨后，采用外固定支架。这样既有利于骨折的愈合，又不致发生关节强直，因为采用外固定支架后，可以早期活动，有利于关节的功能恢复。

第十五节　尺、桡骨骨干双骨折

　　尺、桡骨位于前臂，两骨皆为微弓形的长骨，上端互相构成上尺桡关节，与肱骨下端构成肘关节；下端构成下尺桡关节，桡骨下端的关节面与腕骨构成桡腕关节。尺骨上粗下细，骨干向背侧成弓形弯曲6°；桡骨则上细下粗，骨干向桡侧成弓形弯曲9°。两骨由上、下尺桡关节及骨间膜紧密相连。正常时尺骨是前臂的轴心，桡骨沿尺骨旋转，自旋后位至旋前位，旋转幅度150°。旋后肌止于桡骨上1/3段，旋前圆肌止于桡骨中下1/3段，旋前方肌止于桡骨下1/3段。如骨折发生于桡骨上中1/3交界处，近侧骨折片因旋后肌的作用而居旋后位，远侧骨片因旋前圆肌与旋前方肌的作用而旋前，如忽视旋转移位的整复，桡骨骨折畸形愈合势必影响前臂的旋转功能。如骨折发生于中下1/3，则旋转移位较轻。另外，由于前臂屈肌和伸肌的牵拉作用，骨折后可发生重叠移位、侧方移位和成角移位。因此，尺、桡骨骨干双骨折时不仅要重视旋转移位的整复，还要注意成角移位的整复。

　　尺、桡骨骨干同时骨折临床上比较常见，尤以青少年患者为多。单纯尺骨干骨折与单纯桡骨干骨折则比较少。

　　（一）损伤机制及分类

　　尺、桡骨骨干双骨折多数由间接暴力所致，如跌倒，手掌着地，暴力沿桡骨干向近侧传导，造成横行骨折或短斜行骨折。同时暴力可通过骨间膜传向尺骨，加上躯干的重力向肘部传导至尺骨，在两种力的作用下，使尺骨产生斜行骨折，尺骨骨折线比桡骨骨折线低。尺桡骨骨干双骨折少数由直接暴力所引起，如机器绞断或重物直接击伤前臂，直接暴力引起的骨折，两骨的骨折线在同一平面，为横行骨折或粉碎性骨折。扭转暴力也可造成少数患者的尺、桡骨骨干双骨折，骨折线呈螺旋形或斜骨折，骨折线多数从尺侧内上方斜向桡侧外下方，尺骨干的骨折平面高于桡骨干的骨折平面。

　　临床上可分为两型：

　　（1）儿童型：多数是青枝骨折或横行骨折，好发于前臂中下段，骨折断片向掌侧成角，其背侧的骨膜常常是完整的。

　　（2）成人型：成人多为开放性双骨折，骨折线可在同一或不同平面，骨折线可呈横行锯齿状、斜行、粉碎性、多段骨折或一骨横断、一骨螺旋形等。

　　（二）临床表现及诊断

　　前臂尺、桡骨骨干双骨折后，局部肿胀，压痛，有畸形、骨擦音、功能障碍及反常活动。根据病史、表现结合X线检查可明确诊断。前臂双骨折X线检查应包括尺、桡骨全长，避免遗漏不在同一平面的骨折，上尺桡关节或下尺桡关节脱位。

　　（三）治疗

　　（1）儿童型：青枝骨折整复手法比较简单。一助手握住伤肢肘部，另一助手握住伤肢腕部，牵引下，术者用两手拇指顶住凸面的两断骨，其余各指环抱另一面，向成角的反方向折顶，一般向背侧顶以矫正向掌侧的成角畸形。横行骨折其远侧骨片多向背侧移位，并有重叠畸形。整复应在臂丛神经麻醉或局麻下进行，先行拔伸牵引，并适当增加向掌侧成角，从而使背侧完整的骨膜松弛，然后行折顶手法，整复后用长臂管形石膏固定患肢于功能位或用小夹板外固定4～6周。

（2）成人型：稳定的钝横行、斜行或有锯齿状骨折，在臂丛麻醉下，先行拔伸牵引，分骨挤压，内外推端，以后再行回旋折顶，提按升降和碰撞摇动。一般在屈肘 90°位牵引掌骨，手法整复的原则是先对合较稳定的骨折，并以此为支点对合另一骨端。桡骨上中 1/3 对接与固定时，应将前臂置于旋后位，中下 1/3 骨折，应将前臂置于中立位。外用长臂管型石膏固定，在石膏凝固前注意塑形，1～2 周复查，如有石膏松动或骨折再移位，应及时纠正。4 周后改用小夹板外固定直至骨折愈合。也可在骨折整复后直接用小夹板外固定，在前臂掌侧与背侧，以骨折部为中心，骨间隙相对处放置分骨垫，按三压点原理放置毡（或纸）压垫，其中一个放于骨折成角方向凸起处，其余两个分别置于前臂对侧的上下端，外用掌、背侧和桡、尺侧夹板用布带捆扎牢固。

不稳定骨折如多段骨折、锐斜行骨折、粉碎性骨折或开放性骨折合并软组织严重损伤，历时已1～2 周未复位而有严重移位者，或手法复位未能获得满意的结果（指尺、桡骨的断端对位不到50%，成角或旋转畸形＞15°），以及外固定失败者，应行切开复位内固定。采用背侧切口显露骨折，分离清除嵌入骨折断端间的软组织，正确复位，选用合适的内固定。加压接骨板比较好，接骨板应置于桡骨的前或后侧面，不可置于侧面，因侧面软组织少，不能覆盖接骨板。在尺骨干上、中2/3，接骨板需置于后外侧面；在下 1/3，则需置于前侧面，因前侧面有较多的软组织覆盖接骨板，尺骨骨折也可应用不锈钢三棱针做髓内固定。桡骨骨折应用髓内针或钢板螺丝钉固定，也可用形钢板内固定。关闭切口时，将软组织复回原处，可松松缝合几针，但不缝合深筋膜，以免发生缺血性肌挛缩。手术后用长臂管型石膏固定患肢于功能位 3～4 个月。石膏应按肢体外形良好塑形，以防止石膏固定期中仍有旋转剪力而延缓骨折愈合。

（3）尺、桡骨骨干不连接或骨质缺损一段的治疗：应行骨移植术或带血管蒂的骨移植。手术途径同切开复位。手术要点是切除嵌入骨断端的瘢痕组织，清除硬化骨端，打通骨髓腔，骨断端对合后如没有骨质缺损可用接骨板加骨折周围小片髂骨植骨。接骨板取自髂骨外板或胫骨的前内侧。植骨时不可置在骨间隙的边缘上，以免发生尺、桡骨交叉愈合，影响前臂旋转功能。骨折端之间有一段骨缺损者，可用带旋髂深动脉的髂骨植骨。当然，也可自髂骨取一粗细与尺、桡骨骨干相似的骨段镶嵌于缺损处，并以钢板螺丝钉固定。术后用长臂石膏固定患肢于功能位直至骨折愈合。

（4）前臂骨折后旋转功能障碍的治疗：造成前臂旋转功能障碍的原因很多，主要有：①骨性阻挡，前臂骨折成角畸形或冗赘的骨痂在一定旋转位置上形成阻挡。②骨间膜紧张，骨间膜紧张可因创伤后瘢痕挛缩，或骨折成角移位，在某一运动方位尺桡骨之间的距离加大，受到骨间膜张力的限制而影响旋转；或旋转畸形愈合时，由于骨间膜在不同部位上张力的改变也影响旋前或旋后。③上、下尺桡关节的干扰，正常情况下，上、下尺桡关节各由两组韧带维护尺桡骨的相互关系，当前臂骨折发生后这种关系受到影响时，前臂旋转功能也受到影响。如桡骨上段在旋后位畸形愈合时，上尺桡关节的方形韧带掌侧缘则相对紧张，前臂的旋前运动受其限制。伤后瘢痕粘连、下尺桡关节脱位、尺骨小头突向腕部、下尺桡韧带紧张等，也是影响旋转功能的因素。

治疗前臂骨折后旋转功能障碍的方法是手术。基本的手术方法有以下四类：①截骨复位内固定，即在畸形位截断，按照其解剖关系复位并内固定；②截骨旋转对位内固定，即在畸形部位截断，而将骨折上、下段置于某一角度的旋转关系上固定，以满足患者在生活、劳动中对旋前旋后位置上的应用需要；③骨端切除，如前臂旋转功能障碍主要由上、下尺桡关节脱位或半脱位引起，则须切除桡骨头或尺骨头，以达到改进旋转功能的目的；④骨间膜松解，如前臂旋转障碍的因素主要是骨间膜紧张，而骨折局部畸形并不十分严重时，则可以只做较广泛的骨间膜松解。为避免松解后重新粘连，可放置阔筋膜作为间隔。

骨折的畸形是复合的，造成旋转功能障碍的因素自然也是多方面的，往往需要进行双重手术，以取得较大幅度的改进。

第十六节　桡骨下端骨折

（一）应用解剖

桡骨下端3cm范围内，是血液供给丰富的松质骨，外伤后容易发生骨折。正常的桡骨远端与腕骨形成关节面并向掌侧倾斜 10°～15°，向尺侧倾斜 20°～25°，桡骨茎突比尺骨茎突长 1～1.5cm。桡骨下端内侧缘稍成切迹与尺骨头形成下尺桡关节，切迹的下端为三角纤维软骨的基部附着处，三角软骨的尖起于尺骨茎突基部，前臂旋转时以尺骨头为中心，桡骨沿尺骨头回旋。骨折时上述正常解剖关系受到破坏，因此，治疗时应尽量恢复正常解剖，否则会影响腕关节伸屈和前臂旋转功能的恢复。

（二）损伤机制与分类

桡骨下端骨折绝大多数是由间接暴力所致，少数是由直接暴力引起。根据年龄和跌倒时的位置不同，可分为以下几种类型：

（1）背侧移位型：跌倒时手掌着地，体重的压力使地面产生反作用力，向上传导至桡骨下端骨质薄弱处造成骨折。根据作用力的大小，骨折可有或无移位。移位可有三个方向：向背侧移位、向背侧旋转和向桡侧移位。背侧移位型骨折最常见，又称科雷（Colles）骨折，手腕与前臂呈典型的"餐叉"畸形。此型骨折常伴有下尺桡关节脱位或尺骨茎突骨折。如骨折端移位较大，骨折近段向掌侧刺破皮肤造成开放性骨折。

（2）儿童型：受伤机制和背侧移位型相同，但跌倒时手掌撑地，往往引起桡骨下端骨骺分离，包括一小片背侧的骨干骺端，远侧骨片向背侧移位，可认为是儿童的科雷骨折。

（3）粉碎型：常见于老年人，尤其是老年妇女，由于骨质疏松，桡骨下端受到垂直压缩的暴力所致。粉碎性骨折是科雷骨折的一种，关节面可被破坏，远侧骨折断片向两侧分离，后期常引起创伤性腕关节炎。

（4）掌侧移位型：比较少见，暴力作用的方向向掌侧，即跌倒时手背着地，使腕关节屈曲所致，骨折线自背侧下方斜向掌侧上方，远侧骨片向掌侧移位，移位方向和背侧移位型完全相反，故又称反科雷骨折，即史密斯（Smith）骨折。

（5）单纯桡骨茎突骨折：多因直接暴力引起，但比较少见。在摇发动机时，不慎被倒转的摇手柄直接打伤，就会引起桡骨茎突骨折，故又称摇手柄（Rocker）骨折。也有由间接暴力造成的，如跌倒时，腕部背屈，手部着地，躯体往下压的重力与从地面往上传导的反作用力集中在腕舟状骨处，使腕舟状骨往上撞击桡骨茎突部，也会引起桡骨茎突骨折。骨折线呈横行，波及关节面。骨折块多为三角形，可轻度向桡侧移位，有时骨折块连同腕骨同时轻度向桡侧移位，引起桡腕关节半脱位。

（6）背侧边缘型：多由间接暴力引起，骨折线自桡骨关节面斜向背侧，远端骨折片由部分桡骨下端背侧边缘组成，多无明显移位。

（7）掌侧边缘型：又称巴顿（Barton）骨折，多由间接暴力引起，骨折线自桡骨关节面斜向掌侧，远端骨折片由部分桡骨下端掌侧边缘组成，移位不明显。

上述1～3型属伸直型科雷（Colles）骨折，第4型为屈曲型反科雷（史密司 Smith）骨折。

（三）诊断

根据外伤史及局部肿胀、畸形、压痛和腕部正侧位 X 线片能够对上述各型骨折做出正确的诊断。

（四）治疗

对无移位的骨折，上外敷药后，用三角巾悬吊伤肢于胸前3周。对有移位的骨折，要先行手法整复，然后再做小夹板或石膏外固定。对畸形愈合的骨折，如受伤的时间不长，骨折尚未牢固愈合，可行闭合折骨术治疗；如伤后时间很久，骨折已牢固愈合，而且畸形严重，前臂旋转功能障碍者，应行矫形手术治疗。

1. 手法整复外固定

患者取坐位，在血肿内注入2%普鲁卡因10mL局麻下进行，屈肘90°，前臂置于中立位，手术者一手握紧患肢的大鱼际与拇指，另一手握住其余四指做持续牵引3分钟，整复手法随骨折类型不同而异：

（1）各种科雷骨折（包括上述前三型）：在维持持续牵引下，术者用与患者患肢对侧的手心自背侧握住远侧骨折片，用另一手自掌侧握住前臂中段，轻度增加畸形后，将桡骨远侧骨折片压向掌侧与尺侧，同时旋前以纠正背侧移位、桡侧移位与背侧旋转。对粉碎性骨折应加侧向挤压，以矫正桡骨下端骨片的尺桡向分离。在继续维持牵引的情况下，腕关节轻度掌屈与极度尺侧倾斜位，否则很容易在外固定时发生再移位。用前臂背侧石膏托固定，部分绕过虎口，使其保持外展位，在石膏成形时应注意三压点塑形，10日左右肿胀消退后，应及时更换一次石膏托以免重复移位。固定时间一般为4周。对粉碎性骨折一般固定3～4周即可，以便改善腕关节的活动，并可减少关节粘连。在固定期间应教会患者做肩关节的伸屈、内收外展和旋转三种操练，并教会患者做手指的指间关节屈伸、掌指关节伸和掌指关节内收外展三种操练。也可用小夹板外固定。在桡骨远侧骨片的桡侧与背侧放一压垫，另外在桡骨近侧骨片的掌侧与尺骨头以上的尺侧各放一压垫，然后用4块夹板及三道布带捆扎固定，注意调整布带的松紧度，以上下移动1cm为度，同时应注意桡侧夹板稍长，其远端应超过第1掌骨基底部。

（2）史密司骨折，即桡骨远端屈曲型骨折，手法复位及固定方法与科雷骨折正相反。

（3）桡骨茎突骨折与背侧边缘骨折以及掌侧边缘骨折无明显移位：无须手法复位，外敷药后用石膏托固定 3～4 周，开始主动功能锻炼。有移位时手法整复后用石膏托或夹板外固定。整复方法：桡骨茎突骨折，术者一手握住患者之手略尺偏并纵行牵引，另一手持腕部其拇指按于骨片近侧向下并尺侧推压而复位。桡骨远端背侧边缘骨折，术者两手置于患腕前、后扣紧，纵行牵引并略屈腕部，两手相对挤压，左手拇指直接压迫骨片使之复位。桡骨远端前缘骨折，助手在纵行牵引下并略使患腕背伸，术者两手掌基部在骨折处相对挤压而复位。复位后用背侧石膏托或前臂管形石膏于腕关节背伸位固定，也可用前后小夹板固定 4～6 周。

2．切开复位内固定

对桡骨远端骨折原始移位严重、闭合复位失败，以及闭合复位后又发生移位者，应行切开复位内固定。尤其是 Barton 骨折，经常不能闭合复位而需切开复位，即使闭合复位成功，不论用何种外固定，仍常发生再移位，而且有时旋转 80°或更多。在臂丛神经阻滞麻醉下，在前臂掌面桡侧做纵切口，向尺侧牵开桡侧屈腕肌和屈指肌，向桡侧牵开桡动脉，切断旋前方肌的桡侧纤维，即可显露桡骨远端，将骨折复位，用钢板螺丝钉内固定。对严重粉碎性骨折需切开关节囊，检查关节情况。合并桡骨茎突骨折者，可用克氏针经皮下固定。石膏固定 4 周。术后即开始手指功能锻炼。

3．陈旧性骨折手术治疗

伤后 3～8 周或腕部呈明显的餐叉畸形伴功能明显障碍者；如果 X 线片显示桡骨远端向桡侧移位＞1/3，尺倾角＜5°，或桡骨远端向背侧移位＞1/2，掌倾角为 0°至负角两者中的一项者；对受伤时间超过 60 日，单纯成角＞15°，掌倾角变为负角 5°以上的患者，宜应用本法治疗。

手术在臂丛麻醉下进行，患者取仰卧位，伤肢外展，前臂取旋后位，曲肘 90°，采用拔伸、桡尺侧及掌背侧摇摆、推端手法，对骨折端施加由小到大的直接压力，使骨痂和粘连组织得到撕断和松解，直至骨痂完全折断，软组织得到松弛，按新鲜骨折进行手法整复。

4．陈旧性桡骨下端骨折

常有桡骨短缩和尺骨头明显突出畸形，如患者功能无明显影响者，可不必处理。如影响手腕功能严重者，则根据不同情况给予下述处理。

（1）尺骨下端切除术：适用于尺骨头突出，下桡尺关节脱位并发创伤性关节炎、三角纤维软骨盘破裂，或虽畸形不太严重，但妨碍前臂旋转功能者。在臂丛或局部麻醉下，从前臂尺侧做纵行切口，即从尺骨茎突开始，向近端延长 5～6cm，分开尺侧伸、屈腕肌腱，显露尺骨茎突，用线锯或骨凿在骨膜下切除尺骨远端 2cm，注意不要损伤尺侧副韧带，然后逐层缝合切口。术后不用外固定，尽早做腕关节功能锻炼。

（2）尺骨头切除及桡骨下端截骨术：适用于畸形严重而前臂旋转功能障碍，尤其有正中神经受压症状者，手术在臂丛麻醉下进行。尺骨头的切除与尺骨头切除术相同。做桡骨下端截骨术时，在前臂桡骨下端背侧做一长 7～8cm 的纵切口。把伸腕长、短肌，拇长展肌和拇短伸肌拉向桡侧，把指总伸肌、拇长伸肌拉向尺侧，显露桡骨下端，用锐利骨刀沿原骨折线处切断桡骨，将远侧骨折片压向掌侧与尺侧以矫正畸形，背侧与桡侧的间隙用切下的尺骨头骨质填塞，然后缝合切口。术后用长臂石膏托固定。伤口愈合拆线后换管型石膏固定 6～8 周。

（3）肌腱转移：适用于拇长伸肌腱断裂，桡骨下端骨折尤以背侧缘骨折移位者，造成拇长伸肌腱经过的骨沟粗糙，肌腱在此骨纤维管中来回摩擦而断裂，可用示指伸肌肌腱或桡侧腕短伸肌肌腱转移与拇长伸肌腱远侧断端缝合，恢复伸拇功能。术后用掌侧石膏托固定患手于伸腕与伸拇位2～3周，然后逐渐开始拇指主动伸屈活动。

（4）腕关节融合术：适用于桡骨远端粉碎性骨折关节面损伤严重，并发创伤性腕关节炎者。手术在臂丛麻醉下进行，取背侧纵切口进入，显露桡骨下端由桡骨下端背侧距桡腕关节4cm处，开始向远侧经腕骨到第3掌骨基底部，用骨刀凿一宽1.2cm、长7cm、深0.5～0.7cm的骨槽。为使骨片能嵌插牢固，可将第3掌骨底关节面切除，并用刮匙深入基底部，刮除部分骨松质，使之形成一凹洞。将腕关节置于功能位，植入髂骨片或倒置的桡骨背侧的骨片，缝合切口，术后以长臂石膏筒固定腕部于功能位，3周后换短臂石膏筒，共固定10周。

第三章　下肢骨折与损伤

第一节　骨盆骨折

骨盆骨折占全身骨折1%，年龄多在20～40岁，男多于女，比例为3:1。耻骨支骨折占70%，死亡率5%左右。在后弓骨折中70%常并发多处骨折。

（一）应用解剖

骨盆是坚硬的环，它支持脊柱传达身体到下肢的支架，并保护腹部内脏和盆腔器官。附着的肌肉主持下肢和躯干的运动。骨盆由两个髋骨和一个骶骨组成，前面联合处为耻骨联合，后面与骶骨相连构成骶髂关节。骨盆腔从骶骨峡到耻骨上部两髂翼间为假骨盆，其围绕为真骨盆。男性骨盆窄，呈梨形，前倾位；女性骨盆宽，成心形，后倾位。髋骨由髂、耻、坐三骨组成，髋臼位于三骨联合处。闭孔由耻坐骨支联合而成。骶骨是大的三角形，由5个骶椎合并而成，前凹面组成骨盆的后壁，有4对骶神经前支通过，后面粗糙附着肌肉和韧带，上接腰椎，下接尾骨。骶髂关节有坚强的韧带联系，活动轻微或不活动。尾骨有4个为脊柱剩件，在女性分娩时有些活动。

（二）功能

骨盆从它的功能可分前后两部，前部从耻骨联合到闭孔附近为止，主要功能为保护盆腔脏器、膀胱、尿道和女性生殖器官。骨盆后部从髋臼起一直到骶骨，主要是载重，由脊柱经骨盆传至下肢，下肢震动传至脊柱。骨盆的组合完全符合生物力学的要求，即骨盆是一个环，无论站立或坐时都可支撑着躯干。Morries 提出坐力弓（又称坐骶弓）由坐骨结节经骶髂关节将力传至躯干；站力弓（又称股骶弓）由股骨经髋臼骶髂关节将力传至躯干，由此可见骶髂关节是力传达之关键。Key和 Conwell 认为坐力弓和站力弓是主弓，另外还有两个副弓，即耻骨水平支联合为耻骨弓，支持和加强股骶弓；而耻坐骨支联合的耻坐弓加强和支持坐骶弓。主弓承受力较大，而副弓承受力较小。一旦发生骨盆环断裂，首先是副弓断裂（60%～70%），后弓断裂前弓肯定断裂；没有前弓的断裂，后弓也不会断裂。前弓断裂后弓可以没断，但后弓骶髂韧带总有不同程度的损伤，有人用放射性核素扫描方法发现耻骨下支骨折无明显移位患者，同侧骶髂关节处放射性核素有积聚现象，提示该处有损伤。

（三）损伤机制和病理

骨盆骨折大多由直接暴力引起，骨盆的左右侧面或前后面被车辆或倒塌的重物挤压是常见的外伤。骨盆由侧面受到挤压时，损伤大多数局限于耻骨支或耻骨联合处。骨盆受到前后挤压时则造成耻骨部或骶髂关节附近处骨折或脱位。骶尾部受到暴力，可引起骶骨的横断骨折或尾骨脱位。股骨大粗隆受到冲击可引起髋臼骨折形成股骨头中心性脱位。骨盆受到巨大暴力挤压扭转，加上患者的不同姿位，可以造成骨盆环多处骨折，骶髂关节脱位，骨盆严重错位。

间接暴力所引起的骨折，大多数是因肌肉猛烈收缩形成撕脱骨折。如常见的髂前上棘，髂前下棘和坐骨结节的骨折，这些骨折多为青少年骨骺线未封闭前发生。髋关节前脱位可造成髋臼前柱骨折；髋关节后脱位可造成髋臼后柱骨折，以后者为多。

　　骨盆骨折的病理主要是骨折断面的出血，以及周围软组织撕裂伤，可造成大量出血，而产生严重的休克，占16%。骨盆骨折的移位、镶嵌和骶髂关节脱位，使骨盆与周围组织失去正常的解剖关系，血供丰富，一旦损伤，出血不止，若及时复位可达到止血的目的。内脏损伤最常见的是膀胱和尿道，占10%，直肠和阴道损伤少见。脏器的损伤更加重了骨盆骨折的病理改变。神经的损伤占3%，主要是腰骶丛的股神经和坐骨神经的挫伤。

　　（四）分类

　　1．按负重部位分

　　（1）骨盆后2/3负重区的骨折：如骶骨纵行骨折、半骨盆骨折、耻骨联合分离伴骶髂关节脱位、髋臼骨折、坐骨骨折。

　　（2）骨盆前1/3不负重区骨折：如髂前上棘骨折、髂前下棘骨折、髂翼骨折、耻骨支单侧或双侧骨折。

　　2．按骨盆变形情况分

　　（1）不变形骨折即无移位的骨折。

　　（2）变形骨折：前后环同时骨折，重点按后环损伤的情况分为三型：①压缩型，骨盆后环一侧脱位或骨折，骨盆向对侧扭转变形；②分离型，骨盆后环一侧脱位或骨折，骨折向同侧扭转变形；③中间型，骨盆后环脱位或骨折而无骨盆扭转变形。后环的损伤可有骶髂关节脱位、骶髂关节韧带损伤、骶孔直线骨折、髂翼后部直线骨折四种类型。

　　3．按骨折后稳定与否分

　　（1）不完全或稳定骨折：如髂翼骨折，耻骨单支骨折，髂骨上、下棘骨折，坐骨结节骨折，骶骨横行骨折。

　　（2）完全或不稳定骨折：双侧耻骨上下支骨折，耻骨联合分离，一侧耻骨下支骨折伴骶骨或髂骨骨折，骶髂关节脱位，髋臼骨折。

　　4．按骨盆环骨折分

　　（1）无损伤骨盆环的骨折：如髂翼骨折，髂前上棘、髂前下棘骨折，坐骨结节骨折（生长期骨折），骶骨横断骨折，尾骨脱位。

　　（2）单环骨折：耻坐骨支骨折、耻骨联合分离，由骑跨伤引起，又称开书型骨折。

　　（3）双环骨折：双侧耻坐骨支骨折（又称下陷骨折），一侧耻坐骨支骨折伴有同侧或对侧骶髂关节脱位，或骶骨、髂骨骨折并有向上移位者。

　　（4）髋臼骨折伴股骨头半脱位或全脱位：分中央型脱位、前脱位伴髋臼前柱骨折、后脱位伴后柱骨折，以后脱位为最常见。

　　5．按暴力方向分

　　（1）前后压缩型：①耻骨联合分离（开书型）；②双侧耻骨上下支骨折（骑跨式）。

　　（2）侧方压缩型：使骨折镶嵌，骨盆变形。

　　（3）垂直剪刀型：由高空坠落或高速交通事故造成，同侧前后弓骨折，骨盆向上移位。

6. 按骨盆骨折有无合并皮肤或黏膜破损分

可分为开放性或闭合性骨折。

（五）临床表现

（1）休克：其轻重程度和出现的早迟与骨盆骨折的严重程度成正比，对迟发的休克必须重视，常发生在骨盆骨折移位不明显的患者，多在伤后2～3小时突然发生。

（2）疼痛：位于骨折的部位，活动时更加剧烈。

（3）瘀斑及肿胀：受伤的部位，以下腹部更为明显。有时伴有下腹腹壁肌紧张。

（4）功能障碍：肢体活动即可引起疼痛，尤其是有移位的骨折。

（5）畸形：分离型髂翼外反外旋，使下肢处于外旋位畸形，被动内旋受限。骨盆有扭转倾斜、下肢有缩短等畸形。

（6）感觉运动障碍：因神经受到损伤所致。

（六）诊断

1. 外伤病史

由于被重物挤压，高处摔下，在建设矿山、铁路、交通等工伤事故。

2. 全身检查

有无颅脑、胸腹腔内脏损伤及多发性骨折。

3. 局部检查

注意骨盆畸形、肿胀，有无腹肌张力增高，压痛，更注意患者的申诉。

（1）骨盆环完整检查法、前后挤压法、合拢挤压法和骨盆分离法。检查髋关节有无骨折压痛，下肢做"4"字试验，肢体长度是否改变等。

（2）了解骨盆骨折后骨盆有无移位，检查脐棘（髂前上棘）间距离和髂后上棘有无移位。

（3）测定内出血情况，有无合并内出血，需做腹腔穿刺，最好在右上腹或左上腹进行。下腹穿刺易穿到腹膜后面产生误诊。

（4）肛指检查，可了解骶骨骨折和尾骨脱位，并可测定有无直肠损伤，看指套有无血迹。女性要观察有无阴道流血。

（5）尿液检查，令患者自解小便，否则必须放置导尿管，导尿管放不进尿道口有血流出则说明尿道损伤。

（6）神经系统检查，膝能否伸直（查股神经）、腿是否能内收（查闭孔神经）和足能否背屈（查坐骨神经）。

4. X线检查

（1）骨盆平片：①前后位；②骨盆入口位（球管由头部向骨盆倾斜45°角）；③骨盆切线位（球管从足部向耻骨联合倾斜成45°角，使入口位与切线位成90°角）；④拍髋臼位片，在髋臼骨折时可明确骨折部位和移位情况；⑤腹部平片，了解有无气腹和肠胀气情况。

（2）膀胱尿道造影：可以了解有无损伤和损伤部位。

5. 实验室检查

血、尿常规，血细胞比容测定等。

（七）治疗

治疗方案：在治疗过程中按 A-F 方案和 ABC 方案次序进行。首先救命，可减少死亡，减少残疾和最大限度地恢复功能。A-F 方案：A.呼吸道；B.输液输血；C.中枢神经；D.消化道；E.泌尿道；F.骨折。ABC 方案：A.休克；B.内脏器官损伤的处理；C.骨折。

1. 出血性休克

发病率为 10%～16%，治疗不当可造成死亡。骨折部位与出血量估计一般认为前弓骨折 500mL，后弓骨折 1500mL，骨盆粉碎骨折 2500mL 以上。在短时间内出血超过身体血容量 1/2 即出现严重休克。因骨盆骨折的内出血多系盆腔静脉丛与骨折断面的健腔广泛渗血，亦可能因闭孔动脉、臀上动脉或其他小动脉破裂所致。极少可能由于髂总动脉，髂内、外动静脉破裂。这种出血能导致腹膜后巨大血肿，也可蔓延至下腹部腹膜前。在处理时根据骨折部位进行。

（1）输血：大量输液输血，补足失液失血的血容量，一般在半小时内能输进 1000～2000mL 全血，通过静脉切开或进行动脉输血。从锁骨下静脉插管输液、输血同时测定中心静脉压（正常为 0.98kPa），以便观察病情。在每输血 500mL 时输入葡萄糖钙 10mL，以纠正输枸橼酸钠过多，血钙降低而补充钙离子。对于骨折端渗血或无名小动脉出血，一般速度较慢，采用大量快速输血方法抢救，依靠完整的腹膜后腔血肿的压力起压迫止血作用。经输液输血及其他保守疗法使伤情能稳定者就不应进行手术处理。

（2）压力褥套应用：20 世纪 70 年代应用此法抢救骨盆骨折合并大出血的患者，不但明显减少了输血量也减少了死亡率。此法通过减低血管通透压力，减低渗血速度，缩小血管裂口减少失血量；褥套压力将横膈以下的体壁血液移到横膈以上供应生命器官，维持有效循环量、血压、心排出量和中心静脉压。通过血管造影，证实在压力褥套应用的情况下，下腔静脉直径减小 40%，局部血流量减小 30%。Fint 提出，若 8 小时内输入 2000mL 全血后，仍有出血倾向即可采用此法。

压力褥套应用前的准备：通过临床和 X 线摄片迅速估计骨折和后腹膜出血的严重程度，做上肢静脉插管，纠正低血容量休克，夹板固定长骨骨折。排除胸腹腔内和泌尿系统损伤。当确定骨盆骨折为主要出血来源时，先对其他损伤做适当处理。如有持续出血的表现或在 8 小时内快速输血 2000mL 之后仍有出血，立即应用压力褥套。应插好胃管和导尿管。

使用方法：压力褥套是用两层塑料薄膜做成的密封褥状套囊，边缘有小洞，串上绳子，缚在患者的躯干和肢体，从剑突到小腿栓紧，然后向褥套中打气以产生均匀的压力，套内的压力一般控制在 1.96～2.45kPa。

应用期间注意事项：在整个抢救过程中经常检查动脉血压、中心静脉压、动脉血氧分析、尿量和输血量，并详细记录。在气管插管下应用呼吸机辅助呼吸。压力褥套在肢体部分吹气至 6.65kPa，腹部达 5.32kPa，注意观察皮肤坏死症状。充气后，血压及其他重要生命体征趋于稳定，则可在 8 小时后慢慢减压。减压后褥套仍放于原处，继续观察 12 小时，待没有出血现象时再行除去。

压力褥套应用后的合并症：对呼吸影响，可减少肺呼吸量 17.7%；酸中毒，动物实验证明，动物忍受压力褥套 4 小时以后可出现酸中毒，原因是下肢受压后组织缺血时间太长；皮肤受压引起缺血，有时局部会出现水泡。

（3）动脉内阻塞止血：气囊导管止血法、血凝块栓塞止血法、吸收性明胶海绵注射法，三者都在动脉造影寻找动脉损伤基础上进行。

（4）双侧髂内动脉结扎：从解剖学观点，骨盆周围血供极其丰富。认为骨盆骨折后大量出血是由髂内动脉系统的一大分支臀上动脉损伤所造成，但由于这一动脉位置较深，直接结扎其断端有困难，因此主张结扎髂内动脉。髂内动脉有丰富的侧支循环，不影响盆腔内脏的血液供应。但成功案例极少，其原因是腹膜后出血形成血肿时，可产生一定压力。髂内动脉结扎可起到填塞止血作用，在静脉出血的情况下，保持腹膜后腔完整性是有好处的，不应用手术破坏腹膜后腔的完整性；盆腔侧支循环丰富，即使结扎髂内动脉也不能止血，骨盆骨折引起的出血是广泛性多发的，因此打开血肿后不可能清楚地识别该部解剖，止血也是盲目状态下进行的；手术后容易创口污染，形成盆腔脓肿，打开腹腔前必须备足 2000～3000mL 全血，否则会造成不可逆的休克而导致死亡。

2．内脏器官损伤处理

（1）膀胱尿道损伤：发病率占16％左右，在耻坐骨支骨折有移位的情况下多见。对尿道部分损伤，若导尿成功，不必再做修补。尿道断裂时如导尿管插入有困难，可行耻骨上膀胱造瘘及尿道会师术，放置导尿管 2～3 周，待尿道断裂处修复后可拔除导尿管。由于断裂处瘢痕形成，容易引起尿道狭窄，以后定期行尿道扩张术。

（2）直肠损伤和其他肠道损伤：此种损伤比较严重，肛门指检局部可有压痛，摸到破裂的裂口，指套上带有血迹。腹膜内破裂有腹膜刺激症状和腹膜炎，腹膜外破裂常发生肛门周围严重感染和骨髓炎。对肠道损伤要及时处理进行肠修补或肠部分切除肠吻合，否则容易引起腹膜炎、膈下脓疡、坐骨直肠窝脓肿危及患者的生命。

（3）神经损伤：不多见，多为神经挫伤，经 3～6 个月后会自行恢复。但常见为坐骨神经的损伤，坐骨大孔附近的骨盆骨折，如髂骨翼骨折、坐骨结节骨折。髋关节后脱位容易导致坐骨神经损伤；少数闭孔附近的骨折可导致闭孔神经损伤；股神经损伤极少。一旦损伤膝不能伸直抬起，闭孔神经损伤两腿不能向中央夹紧；坐骨神经损伤主要表现为膝以下感觉运动障碍，足不能背屈，这些神经损伤断裂需要进行吻合是不多的。

3．骨折的治疗

（1）骨盆环无移位的骨折：如髂翼骨折、耻骨支或坐骨支骨折、骶骨骨折等，只要卧床休息 3～4 周，即可逐步下地活动。

（2）撕脱骨折：都是青少年骨骺尚未融合时发生，又称生长期骨折，因肌肉猛烈牵拉所引起，如髂前上棘骨折（因缝匠肌的牵拉）、髂前下棘骨折（因股直肌的牵拉），以及坐骨结节撕脱骨折（因腘绳肌牵拉）。若无移位将肌肉放置松弛位，如髂前上、下棘骨折，髋屈曲位；坐骨结节骨折，髋伸直位卧床休息3～4周即可。若有移位则行切开复位钢丝捆扎。也有切除骨片后将肌附着点缝好。

（3）骨盆环完整性受破坏的骨折：耻骨联合分离又称开书式骨折，用骨盆托带悬吊复位，固定 3～4 周然后用腹带捆紧。必要时也可切开复位用钢丝缝扎。

双侧耻骨上下支下陷性骨折，多影响膀胱尿道损伤，在修补膀胱或尿道会师前先将下陷的耻骨支抬起复位用钢丝结扎固定，然后进行泌尿道手术。

一侧耻坐骨支骨折伴有同侧或对侧的骶髂关节脱位，或骶骨翼、髂骨翼骨折移位，即前后环均有损伤的骨盆骨折。治疗目的主要是对后环移位进行治疗，恢复骨盆载重的功能。需行骶髂关节移位侧的股骨髁上骨骼牵引，牵引重量等于患者体重 1/6，24 小时后床旁拍片，若已复位，重量适当减轻，达到维持牵引重量即可，8～12 周达到骨性愈合。否则过早地下地行走会再移位，为若骨盆分离型骨折，加用骨盆悬吊，也可用外固定支架。外固定支架的使用是在骨骼良好复位的基础上进行，它既适用于不影响骨盆环的骨折，如髂翼骨折、髂前上棘、髂前下棘和坐骨结节撕脱骨折，用撬拨疗法使移位的骨折进行复位，然后予以固定。也可适用于有移位的骨盆环骨折的病例，如双侧耻坐骨支骨折；一侧耻坐骨支骨折合并骨盆后弓骨折，如髂骨翼、骶骨翼骨折，或骶髂关节脱位，可适用斯氏针穿刺在两侧耻骨枝上，防止将钉穿进耻骨后刺破膀胱或尿道，再用 4 根斯氏针各 2 根插入左右髂翼上，将移位的骨折在透视或电视荧光屏的观察下进行整复使之满意，即可用外固定支架固定。固定时间一般为 8～10 周，拍片显示骨折愈合即可去除外固定。过早去除可能使骨折再移位。

（4）髋臼骨折：主要暴力有三种形式，第一种是通过股骨头直接冲向臼底造成骨折，使股骨头从臼底裂口中推向盆腔，这种叫髋臼中央性脱位。因骨折缘紧紧卡住股骨颈不易闭合复位，必须手术切开复位将臼底扩大使头推出盆腔，手术时必须注意尽可能保持臼顶上半部的完整，它是髋关节负重的着力点。也有臼底蝶形骨折，有移位时行股骨髁上牵引同时加以侧方牵引，以便复位，复位后进行 4～6 周石膏固定，然后开始在床上早期关节不负重的活动。第二种是髋臼后脱位造成臼缘后柱骨折，这种损伤最多，有移位者必须行切开复位，做外侧和后侧切口入路，显露髋臼后部，使骨片复位，用螺钉固定，然后石膏固定 4～6 周，等骨折愈合后即开始关节活动。第三种为髋臼前脱位，又称闭孔脱位，可造成髋臼前柱骨折，这种损伤较少，若有移位行 Smith-Peterson 前方入路显露骨折部位，进行复位，用螺钉固定。对陈旧性髋臼骨折脱位，年轻人适合做关节功能固定，老年人可以考虑做全髋关节置换术。

（5）骶骨骨折：多为直接暴力，坐式或从楼梯上滑下，使骶骨远端直接受到冲击，力的方向由后下向前上，加上骶骨呈弓形前凹后凸，骨折多数无移位或有少许向前移位，部位在 S_4、S_3 为最多。一般无神经症状，在制动的情况下，不论坐、立、卧疼痛轻微可以忍受；在活动过程中从坐到立，或立到卧即可引起较剧烈痛。卧床休息 4～6 周即可痊愈，无须石膏固定，有时疼痛可迁延 3～6 个月。

（6）尾骨脱位：骶尾部外伤多为直接暴力，因尾骨较小不易产生骨折而易产生脱位，常因肛门尾骨肌和提肛门肌的牵拉而移向前方，有些妇女分娩时尾骨可脱向后方，一般无须复位，也无须特殊治疗。有时疼痛经久不愈影响生活和工作时，可行尾骨切除，将骶骨残余修圆润，也能取得良好效果。

第二节　股骨颈骨折

　　股骨颈骨折是一种常见的老年人损伤，也可见于中年、少年。以老年女性较多。损伤主要原因是在绊跌时，扭转伤时，暴力传至股骨颈引起断裂。老年患者骨骼骨质疏松，只需很小的扭转暴力就能引起骨折。随着寿命的延长，其发生率日渐增高，占骨折 6%，且由于患者本身已具有各种预后不佳的慢性疾患，对骨折如处理不当，很易引起各种并发症，甚至死亡。

（一）股骨颈的应用解剖

髋关节是一个典型的杵臼关节，骨构造特殊，股骨头几乎完全埋入髋臼内，周围有关节囊和坚强的韧带保护，所以是身体比较稳定的一个关节。股骨颈的轴心线与股骨干的纵轴线形成一个颈干角，正常范围为 125°～130°角（平均 127°），大于此角为髋外翻，小于此角为髋内翻，一般男性角度较大，女性角度较小。股骨颈的长轴与股骨的额状面又形成一个角度，称为前倾角。在儿童生长过程中它随年龄的增长而逐渐减少，至成人为 12°～15°角。

关节囊与韧带。前侧关节囊上起髋臼缘，下至股粗隆间线，并有髂股韧带加强；后侧关节囊上起髋臼缘，止于股骨颈中下 1/3 交界处，较前面为短，并有坐股韧带加强。所以股骨颈头下型和经颈骨折属囊内型，而股骨颈基底骨折则属囊外型。髋关节的髂股韧带和坐股韧带是身体各关节中最坚强且最大的韧带之一，当髋关节屈曲时是松弛的，而其他的运动方面则呈紧张状态。在髋关节脱位或股骨颈骨折复位时，起着很重要的作用。髋关节内还有圆韧带起于髋臼切迹的横韧带上，止于股骨头凹。

股骨大粗隆有外旋肌，臀大、中、小肌附着，主持股骨外旋动作。股骨小粗隆有髂腰肌附着，主屈髋功能。股骨内侧有内收肌附着，主大腿内收。当股骨颈骨折后，关节囊和髂腰韧带、坐骨韧带松弛，使下肢处于外旋位，在肢体纵轴方向的肌肉收缩使两端间发生剪式应力，再加上髋部肌肉收缩，加重畸形影响骨折的复位和固定。

股骨头的血液供应。圆韧带动脉来自闭孔动脉的分支，绝大多数至成人缺如，即使有也只供给股骨头圆韧带附着处。股骨上端滋养血管对股骨颈的血液供应也很少。股骨头的血供主要来自股深动脉的分支，由旋股内、外侧动脉供给。它们组成二个环，一组为囊外环，主要为旋股外侧动脉供给，围绕股骨颈的根部。还有一组为囊内环，主要为旋股内侧动脉供给，位于股骨头软骨面与颈交界处。主要有三支，即骺外侧动脉供应股骨头 4/5 至 2/3，干骺端上动脉和干骺端下动脉供应股骨头的其余部分，若旋股内侧动脉损伤则容易造成股骨头的无菌性坏死。

（二）股骨颈骨折的分类

（1）按年龄分：青少年容易发生股骨头骺分离移位，若复位不佳易产生畸形愈合或头坏死，变形影响股骨头的活动。多数为 60 岁以上老人，女多于男。

（2）按解剖部位分：囊内型有头下骨折和经颈骨折，血供受到破坏容易造成股骨头无菌坏死、骨不连等；囊外型有股骨颈基底骨折、粗隆间骨折和粗隆下骨折，血供丰富，容易连接。

（3）按骨折线分：Linton 角是指股骨颈远端骨折线与股骨干纵轴线交叉所形成的角度。角度越小，剪力越大，骨折也不稳定。Linton 认为，没有真正的外展型和内收型，只是骨折移位过程中不同阶段的表现，从外展型可以转变为内收型。

（4）按不同的移位分：不完全骨折、无移位的完全骨折、部分移位的完全性骨折和完全移位的骨折。

（三）各种股骨颈骨折的诊治

1. 新鲜股骨颈骨折

（1）临床表现及诊断：凡是 60 岁以上的老人曾有过外伤感到髋部疼痛，检查局部有压痛不能站立或行走，应考虑到有股骨颈骨折的可能。

疼痛：在镶嵌时疼痛不剧烈，甚至可以负重行走，但在足跟叩击时局部则有疼痛。在有移位的情况下，一活动肢体会导致肌肉强烈的收缩而产生剧烈疼痛，囊内骨折在腹股沟中点有明显压痛。

畸形：患肢有缩短，因股骨干向上移动，同时下肢呈外旋畸形，足背外侧缘紧贴床面和床面呈平行。

功能障碍：髋关节不能自由活动，更不能自由地站立和行走。

肿胀及瘀斑：一般囊内骨折肿胀不明显，但仔细检查腹股沟股三角较健侧丰满，瘀斑不明显。在股粗隆间骨折，皮下瘀斑和肿胀就明显得多。

测量：患肢较健肢缩短 2cm 左右，从髂前上棘到内踝两侧比较。测 Nelaton 线，即髋微屈侧卧位，正常情况下，大粗隆顶点在髂前上棘和坐骨结节的连线上，若股骨颈骨折有移位则在这连线上称为阳性。检查 Bryant 三角有无改变，正常患者仰卧位，睡平，以髂前上棘定一点与股骨大粗隆顶点划一连线，作为三角的斜边，延股骨大粗隆顶点和股骨干的长轴画一连线和床平面成平行作为底边，再由髂前上棘和底边画一垂直线形成三角，假如股骨颈骨折有向上移位则患侧的底边比健侧为短，说明有骨折或脱位。

X 线摄片：可证实有无骨折和骨折移位情况，不但要拍前后位还要拍侧位，观看头有无向后倾斜，测量骨折线的 Linson 角，以了解骨折是否稳定。角度越小，剪式应力越大，骨折也越不稳定，影响骨折愈合，预后较差；反之，骨折线越呈水平，则剪式应力越小，骨折断面的相互压缩力越大，不易发生移位，骨折愈合快，预后较好。

（2）治疗：骨折愈合的问题，对外展型无移位的骨折，经 3 个月卧床休息，无须内固定，只行皮肤牵引制动会自行愈合恢复功能。内收型有移位的骨折必须经手术治疗行内固定，即使这样也有10%～25%发生骨不连或头坏死。

嵌入型股骨颈囊内骨折或无移位的股骨颈囊内骨折：令患者卧床下肢外展位行皮肤牵引 2～4kg 3～4 周，其目的是制动，防止骨折移位，促进骨愈合和消除肌肉痉挛而引起疼痛。3～4 周后可在床上活动，如靠背坐起或坐在床旁，两膝屈曲，两脚踏在凳子上，但千万不能因髋部无痛而早期负重导致骨不连，大小便和饮食仍在床上，直至 3 个月后髋部拍 X 线片证实骨性连接，骨折线消失才可逐步负重。有时这种骨折容易漏诊、误诊，拍片也不易分辨，假使为软组织损伤，数日后即可恢复；若仍有疼痛，2 周后再拍片复查即可看出有无骨折，因骨折后骨折部位骨质吸收，骨折线就清晰。

内收型股骨颈囊内骨折有移位：必须复位好，行内固定。即使如此，也有相当一部分产生近期或远期的股骨头无菌性坏死，因此必须认真地处理。这种骨折患者多为老年体弱有多种疾病缠身，特别是心血管病，若不正确对待，长期卧床，饮食大小便不能自理，产生压疮，可置患者于死地。若尽早骨折固定，患者可以在床上活动，数月以后骨折愈合，即可自由活动。若复位不佳，可做半髋或全髋置换，这样也可早期活动，以便安享幸福晚年。

患者入院后，暂时先做皮肤牵引，将肢体放外展位，牵引重量为 3kg 左右，以消除肌肉痉挛而引起的疼痛，防止外旋，做好手术前的准备。尽可能争取在 1 周内进行手术。术前对心、肝、肾功能进行检查，如有问题以便手术前进行治疗，待情况改善再施行手术。

麻醉一般用腰麻或连续硬膜外麻醉。也有用好基础麻醉，再加局麻，或针刺麻醉，以连续硬膜外麻醉较好。

复位一般采用两种方法：①Whitman 法，即将肢体外展，内旋然后伸直，将骨折复位成功。多数用此法可获得良好位置。②Leadbetter 法，即一助手紧按骨盆，使之固定，复位者将患肢膝髋屈曲 90°，向上提，进行牵引，然后左右摇动髋关节，当听到两骨折端有摩擦音时，再将肢体内旋、外展、伸直。这样复位后，做一个足跟手掌心试验，即将患者复位好的肢体，足跟放在复位者的手掌心里，此时复位成功，足即不外旋倒下。在麻醉完善的情况下牵引不能太用力，以免用力过度使两骨折端拉开。将下肢绷在外展 45°、内旋 45° 的架子上。内旋 45° 是使股骨头与股骨干的前倾角 12°～15° 消失，变成一直线，便于手术时插入导针在水平位，肢体内旋 45° 经过踝关节，膝关节的外旋达到股骨颈时只有 12° 左右。现在有电视设备，在电视指导下进行复位，不至于盲目进行。若复位不佳就不能进行三刃钉固定，否则也是徒劳的。

三刃钉又称 Smith-Peterson 钉或三翼钉，它对股骨颈骨折患者确是一个福音，只要复位好，固定完善是有可能愈合的。而且不需要石膏固定，患者就可以在床上活动，避免长期卧床带来的并发症。三刃钉在固定时对骨骼损伤少，固定接触面大，骨变位程度极小。钉子的长度防止角形运动，钉的三边防止旋转运动，对股骨颈骨折是比较理想的内固定器材。

三刃钉插入应在良好的复位基础上进行。在 X 线摄片或电视设备的控制下首先插入导针，进针点在股骨大粗隆下缘 2cm 处，角度和方向根据各人的骨骼角度具体情况而定，其原则是钉子方向应在颈和头的中央，钉子的长度要按患者的骨骼长短而定，一般男性为 9.0～10.5cm，女性 7.5～9cm。钉子固定的末端最好距股骨头软骨面下 2～3mm，这样使头固定牢靠，钉子插入位置准确后，将牵引的下肢略松推一下，然后把三刃钉嵌入器套在三刃钉上（中空）进行锤击，目的是使两骨端相嵌更紧，而三刃钉不动。

做三刃钉内固定时应注意：①复位准确。即使如此，股骨头坏死发生率也有一定比例。若复位不佳，肯定会不连接和股骨头无菌性坏死。②三刃钉固定的位置最好在股骨颈和头的中间，略偏股骨矩和股骨干呈 160° 角，不能偏向一方。③钉子长度要够长，使头颈充分固定，钉子太短起不到固定作用，太长影响髋关节活动。④进三刃钉前，将导针最好固定在骨盆的髋臼上，以免在进三刃钉时将头推开而旋转，钉子打入最好一举成功，不能因钉子位置不良而重新打或几进几出，这样会使钉道松动，术后钉子固定不牢，容易滑出。⑤摄 X 线片一定要拍前后位和侧位，以明确骨折复位良好和钉子固定完善。拍片不清，影响治疗效果。

回病房后患肢略外展中立位，穿上"T"字鞋，防止肢体外旋位，3～5 日后可以半卧式坐在床上，轻度活动膝关节和踝关节，7～10 日后拆线。3 周后可以坐在床沿边，两膝下垂，放在凳子上，但绝对不能下肢负重，直到 3～4 月后拍片，证实骨已连接才可逐步下地负重行走。行走过早容易产生骨不连接和股骨头无菌性坏死。

多根钢钉固定法也能达到充分的固定。其方法在股骨大粗隆下方外侧用细的不锈钢 3 根，在不同位置向股骨头中部集中，基部呈三角，末端用钉帽固定在股骨的皮质。或用 4 枚钉子基部呈四方形固定。这样能达到固定的目的，也可防止股骨头旋转和角形运动。这种三钉法或四钉法比用三刃钉固定更为困难。

加压螺丝钉固定法，即 AO 拉力螺丝钉加压内固定。其作用可防止骨折部位角形运动和旋转运动，而且使股骨头和股骨颈能拉到一起，使两骨端镶嵌压紧，并在骨折固定过程中不会松动、滑出。具体操作方法：骨折复位好，插入导针，先用套钻在股骨干上钻一个孔，将螺钉拧进，外侧用螺丝帽与垫板于骨皮质表面将其扣紧，这样就可达到固定的目的。

（3）常见的并发症：一般有复位不良、钉子固定不正确、钉子滑脱、股骨头无菌性坏死等。

复位不良：这是影响骨折愈合的关键。因此必须复位满意，一次不成再来第二次、第三次，一种方法不行，可以换另外一种方式，直到满意为止。

钉子固定不正确：导针位置不正，使三刃钉固定过度偏前、偏后，偏内、偏外。钉子打入时太短固定不牢；太长穿过股骨头将髋臼固定，影响髋关节活动。有时 X 线拍片不清，特别是侧位头顶端不显影，因在打钉过程中会使三刃钉将股骨头顶开，使头旋转，这样会影响愈合。有时复位良好，但两骨端有分离，在打入三刃钉后镶嵌不紧也会影响骨的愈合。

术后卧床休息，在骨折未愈合前不能下地过早负重，只能在床上做膝髋伸屈活动，有时可沿床沿坐，两脚放在凳子上，髋关节不能做内旋或外旋活动，这样会增加骨折端的角力而影响愈合。

钉子滑脱：在打入三刃钉时最好导针准确放置后，钉子一次固定成功，不能使钉子几进几出，形成钉道松动，未等到骨折愈合钉子即滑出。有时即使一次打入也会发生此种现象。

股骨头无菌性坏死：发病率较高，有近期术后半年至 1 年，也有数年，10～20 年后，对有移位的骨折很易发生。即使无移位的骨折也有一定的比例。骨折的部位和发生坏死有一定关系。一般来说，头下型骨折较高，颈基底部骨折较少。股骨头坏死通过 X 线片可见到斑点状增白，囊样变塌陷和颈部吸收等。用放射性核素也可测出。

2. 陈旧性股骨颈骨折

陈旧性股骨颈骨折是指股骨颈骨折后 2 周以上，对有移位的骨折容易产生骨不连接，时间长了，颈部吸收，头坏死，股骨大粗隆上移，股骨干呈内翻畸形，下肢缩短，这样下肢功能丧失。要改善功能有以下几种方法。

（1）粗隆间分支截骨术：髋关节外侧切口显露股骨大粗隆至股骨干，内侧直到小粗隆上缘，在股大粗隆下 2cm 处，斜向上呈 25°角至小粗隆上方，进行截骨，然后将下肢外展，利用内收肌张力支点作用，股骨远侧的骨片近骨端向内推进 1.5cm，使小粗隆位于股骨头的下方。术后可用钢板做内固定，牢靠的可不用外固定，否则上髋人字形石膏 3 个月。这种方法，手术操作简单，使负重线自股骨头直接经小粗隆向下肢传导，不管股骨头是否存在缺血性坏死，都能解决问题，是一种有效的方法。

（2）人工股骨头替代术或全髋置换术：对头下型有移位的骨折复位不良；头坏死，骨不连接者年龄 60 岁以上，可用人工股骨头置换。对陈旧性股骨颈囊内骨折并发创伤性骨关节炎者，可做人工全髋置换术。

（3）切开复位带血管的髂骨骨瓣或股方肌骨瓣作为移植：对新鲜骨折复位不佳可采用开放整复，髂骨翼骨瓣做前外侧切口（Smith-Peterson 切口），在腹股沟股动脉处找到旋髂深动脉（多数来自髂外动脉，也有来自股动脉），行经腹膜外间隙，横过股外侧皮神经前方贴在髂肌的浅面沿髂嵴向后伸延。动脉血管外径平均 2.7±0.4mm，静脉回流的口径 3.6±0.7mm，血管长度沿髂嵴走行 42～125mm，平均 78±24mm。将带血管的骨瓣游离好备用，长度按需要选择，一般为宽 1cm，长

2cm。然后切开关节囊骨折复位，三刃钉固定。在头下股骨颈处骑跨在骨折线上开一骨槽宽 1cm，长 2cm，将带血管骨瓣嵌入。缝合关节囊及软组织各层依次缝合。卧床休息不能负重，3 个月拍片复查。

股方肌骨瓣移植采用后外侧切口，分离臀大肌切断外旋短肌，打开关节囊在直视下行骨折复位，三刃钉固定在股骨颈后方开槽，取下带股方肌的骨块 2cm×1cm×0.8cm 嵌入即可。

（4）髋关节重建术：适用于股骨头坏死，人工关节置换术失败。采用前、外侧、后切口均可显露关节切除，坏死股骨头和人工关节拔除后，如残留的股骨颈有一定长度，将其磨圆覆盖阔筋膜或套上不锈钢帽放入髋臼，将臀中肌在大粗隆上附着点向股骨外、下方移动并固定，即 Whitman 髋关节重建术。若股骨颈已吸收或切除可考虑将大粗隆放入髋臼，臀中肌止点下移至股骨外侧此为 Colonna 髋关节重建术。术后上双髋石膏裤，患肢放外展 40°，轻度内旋固定 4～6 周，逐步负重，锻炼膝髋屈曲活动。

3．股骨头骨骺分离

多发生在少年儿童，骨骺尚未和股骨融合，在暴力作用下可以使骨骺碎裂或移位。在治疗时必须进行良好的复位，然后髋人字形石膏固定在功能位上 4～6 周。骨折愈合后进行膝髋伸屈锻炼。这种损伤容易发生股骨头骨骺坏死，影响正常发育，在坏死后逐渐修复，形成扁平髋，等到30～40岁以后，发展为骨关节炎，影响关节活动，最后只能通过关节成形术或全髋置换治疗。

4．股骨颈基底部骨折

多发生在儿童，这种骨折为关节囊外型，血供较囊内型丰富，容易连接。伤后早期可用皮肤牵引患肢放外展位，4 周基本愈合，或者上髋人字形石膏固定，将患肢放在外展和内旋各 30°，这种骨折有些也可能产生股骨头无菌性坏死。成人股骨颈基底部骨折行外展位牵引，髋人字形石膏固定或打加压钉固定均可。

5．单纯大粗隆骨折

多为患肢极度内旋、内收，使附着在大粗隆上的臀中肌和外旋短肌拉力过大，造成大粗隆撕脱骨折。若无移位者卧床休息 4 周；有移位者可以切开复位，用不锈钢丝捆扎，4～6 周即可愈合。

6．粗隆间骨折

多见于老年人，男性多于女性，属于囊外骨折，由于股骨大粗隆部位血液供应丰富，骨折不连接和股骨头发生无菌性坏死很少。但骨折移位可以形成髋内翻和肢体缩短畸形。老年人骨质疏松作为容易骨折的基础，加上下肢极度内收或外展时的暴力或直接撞击股骨大粗隆而产生不同类型和程度的骨折。一般可分为：①粗隆间骨折，即骨折线经大粗隆，一般不穿越小粗隆，而是裂缝骨折无移位，也有少数骨折移位，使肢体内翻外旋缩短。②经粗隆骨折，骨折线由外上向内下经过大粗隆，严重者可穿越小粗隆。这是比较多的一种，共分四种类型：Ⅰ型，两断端分离，远端外旋，但小粗隆仍完整；Ⅱ型，有髋内翻畸形，大粗隆有分离，小粗隆也有骨折；Ⅲ型，大粗隆分离，小粗隆被撕脱移位；Ⅳ型，为粗隆间粉碎骨折并有粗隆下骨折。③粗隆下骨折，除粗隆下骨折外，小粗隆也有撕脱或小粗隆以下有横行骨折。粗隆间骨折若股骨矩保持完整或保持正常的对位，一般认为是稳定性骨折；若股骨矩断裂而分离，或小粗隆撕脱则为不稳定性骨折。

（1）临床表现及诊断：粗隆间骨折与股骨颈骨折临床表现相似，前者是囊外骨折，局部疼痛剧烈，畸形肿胀明显，下肢活动障碍，因骨折线在关节囊和髂股韧带附着点的远侧，因此远侧骨端呈极度外展位，在程度上比囊内骨折严重。

（2）治疗：其目的为矫正髋内翻和防止肢体缩短，其方法有非手术疗法和手术疗法。

非手术疗法：对无移位的粗隆间骨折可进行皮肤牵引，将下肢放外展位，重量 2.5kg 维持 6～8 周，骨折即愈合。对经粗隆骨折Ⅰ、Ⅱ型可以在患肢股骨髁上行骨骼牵引、外展位，牵引重量为体重 1/6，7.5～10kg，牵引后用床旁透视机和拍片，以观察骨折复位情况。复位后持续牵引 8～12 周直到骨折愈合。为了加强病床周转可以在牵引复位后用髋人字形石膏固定 8～12 周。

手术疗法：对Ⅲ、Ⅳ型和粗隆下骨折不稳定型，可用切开复位内固定治疗，方法是复位后先在股骨颈内打入一三刃钉在股骨干上加接一接骨板，用螺丝钉固定。术后卧床休息 8～10 周，然后持拐逐步负重行走，或用 Ender 钉固定。

Ender 钉固定是 Ender 1970 年提出用多根可弯曲不锈钢钉（后称 Ender 钉）治疗股骨粗隆间骨折。一般股骨粗隆间骨折非手术治疗，需长期卧床牵引，并发症多，有时容易形成髋内翻，颈干角小于正常，影响走路。若切开复位内固定手术创伤大，有一定危险。采用 Ender 钉，钉从股骨内髁上部插入，经髓腔通过骨折部位，直到股骨头，无须切开骨折部位。手术简便，失血少，可使患者早期负重，促进骨折愈合。

用 0-1$Cr_{18}Ni_3$ 不锈钢，经冷作加工，增强弹性和硬度，做成 4mm 直径不同长度的钢钉。我国成人股骨干最狭窄处 7.9～9.5mm，直径平均 8.8mm，若插入 4mm 直径的钉 3～4 枚，使股骨髓腔内撑紧，对股骨头部支撑的牢固性加大。

在局麻或硬膜外麻醉下，让患者仰卧于矫形手术台上，患肢放外展 30°～40°，内旋 20°～30°。对Ⅰ、Ⅱ型粗隆间骨折较好，而Ⅲ、Ⅳ型不稳定骨折，小粗隆骨块向内、上移动而远端骨块向外移动，因此复位时要牵引远端向内前靠拢，小粗隆骨块向外后挤压，使骨折达到良好复位，骨折断面有满意接触，便于钉子通过骨折线。骨折正确的复位是手术成功的关键。复位多在 X 线电视机屏或 X 线机的帮助下进行，正位像可调节患肢的牵引和外展后获得满意的复位，在侧位像上调节内旋，使前倾角不大于 10°为宜。否则前倾角过大，可造成下肢外旋畸形，并使 Ender 钉插入困难。

在股骨内侧髁上（大腿内侧偏后），相当于髌骨上缘平面，向上做纵行切开 6cm，切开皮肤，皮下筋膜，于股内侧肌和内收大肌之间进入，显露股骨下端内壁皮质。通常在股骨内侧髁上缘可见横丁骨膜表面的膝内上动脉，小心保护或结扎。在内侧髁上 2cm 股骨内后壁皮质交界处凿 1cm× 2cm 长方形骨槽作为 Ender 钉的插入口，骨槽不宜偏前，以防止钉尾摩擦股四头肌肌腱，亦不宜偏后，以免损伤股动脉或胫神经。

术前测量患肢自腹股沟韧带中点至股骨内侧髁结节高点之距离 34～40cm，按其股骨颈的长短和颈干角的大小将钉近端弯成 135°～145°，每根向前 2°～3°，可用量角器测得，于远端 2～3cm 处也稍弯曲 5%使钉呈弧形，按弯曲大小依次从骨槽插入，在 X 线电视荧光屏上观察其通过髓腔，穿过骨折部直到股骨头关节面下 0.5cm 左右钉子打入时，注意钉尾的调节，使钉尖不至过前或过后，保持与前倾角基本一致的方位。在第 1 根钉 X 线显示位置正确后接着打入第 2、3 或第 4 根，要求不论正位或侧位象上数根钉端呈扇形或鱼叉样散开，以固定近端骨块。

进钉过程中常发生钉尖从骨折部内侧或外侧穿出，主要因复位不佳，有髋内翻或外翻畸形，可以调节牵引正确复位和调整钉子弯度。有时钉子太长，穿过股骨头进入髋臼，这要在X线电视屏上观察其长度逐步打入至合适为止，或更换合适长度的钉子打入。钉子露在骨皮质外 0.3~0.5cm 即可，太长有刺激，影响膝活动。有时骨槽劈裂，主要产生在上口，因钉子压力所致，严重者可用钢丝捆扎保护。对粗隆下骨折除了从内侧进钉外，还可从股骨外上髁进钉插入 1~2 根，钉达大粗隆上缘以加强固定，术后下肢皮肤牵引用"T"字形鞋固定防止足外旋，髋呈外展位，膝关节微屈位。1周后拆线，可以在床上活动或坐在床沿，3周后扶双拐下地逐步负重，6周后完全负重。对不稳定型骨折负重时间适当延长至6~8周开始。

对稳定型骨折固定良好；

对不稳定型骨折容易发生钉子松动，滑出，骨折连接内翻、外旋、缩短和膝关节活动障碍等，必须在术中术后密切注意。

有少数粗隆间骨折有移位者，两骨端间夹有软组织或活动过早也可产生骨不连。必须加植骨内固定。对畸形愈合髋内翻，肢体缩短者可采用粗隆间或粗隆下截骨术来矫正。

第三节　股骨干骨折

股骨是人体中最长的轻度向前向外弯曲呈弧形的管状骨，它可以承受较大的张力，对负重行走、跑跳等下肢活动，起着重要的支柱作用。骨的周围有丰富的肌肉包绕，骨的向后外侧有一隆起的骨嵴，为肌肉和肌间隔膜附着处，也是骨折切开复位，以此作为对合正确与否的重要标志。在股骨内侧有四根股深动脉的穿支，供应股部肌肉和营养股骨。所以在股骨骨折时可有大量出血，出血量 200~1000mL 不等。股部的肌肉丰满有力，大腿中段横切面骨骼和肌肉之比为 1:30，因此骨折后比任何骨折后侧方移位和缩短都要多。

（一）损伤机制

直接暴力，被重物直接打击，可以造成股骨横断或粉碎骨折，也可以由火器伤而引起股骨开放性骨折。间接暴力为由高处摔下，造成股骨斜行骨折或螺旋形骨折，也可以在儿童引起青枝骨折，即不完全骨折。根据骨折的部位，可分为上、中、下三等分，因受肌肉的拉力和暴力的方向不同而造成不同的移位。如股骨上 1/3 之骨折，近端因受髂腰肌、臀中肌、臀小肌和髋关节之外旋短肌的作用，使之呈外展、外旋和屈曲。而远端则因股部的肌肉及内收肌的作用，向上、后、内移位，导致骨折缩短、成角、侧方和旋转移位。股骨中 1/3 骨折因受暴力方向和肌肉收缩的作用而成角，远端骨片受内收肌的作用，使骨折处向前、外成角和缩短重叠移位。股骨下 1/3 骨折远端骨片因受小腿腓肠肌的作用，使之后倾，而压迫腘动静脉和坐骨神经，严重时可导致血管神经损伤和断裂。

（二）临床表现及诊断

外伤后患肢骨折处极端肿胀，畸形，缩短，下肢远端外旋，膝髋关节不敢活动，剧烈的疼痛。股骨下 1/3 骨折患者，要注意足背动脉搏动是否存在，以便观察腘动静脉有无损伤，同时注意踝关节能否背屈、足趾能否过伸和小腿足背感觉有无障碍等，以测定坐骨神经是否损伤等情况。一般在粉碎性或有移位的骨折易发生。

（三）治疗

多数为非手术治疗，采用闭合复位外固定，持续加用小夹板或持续牵引功能锻炼等。少数用切开复位内固定。内固定的种类多种多样，如髓内钉、钢板螺丝钉、压缩强力钢板等。

（1）过头悬吊牵引：或称垂直悬吊皮肤牵引。对4岁以下儿童适用，小儿骨折后两下肢做皮肤牵引，悬吊于木制或铁制的直角牵引架上，踝关节屈曲90°，使之过头，牵引重量每个下肢为3～4kg，以臀部离开床面 3～5cm 为准，绷带包扎松紧合适，每日检查，以防太紧压迫足背动脉或皮肤损伤，太松使牵引不起作用，容易滑脱。注意患儿有何不适和观察足踝是否能自由活动，这种复位方法，能保证股骨骨折获得良好的对线，一般牵引只需4周左右骨折部位即有许多骨痂。

（2）平衡悬吊牵引：先在股骨髁上打1枚克氏针或斯氏针做骨骼牵引，将肢体放置在有屈膝装置的托马斯架上，放上牵引弓，系上绳子通过滑车，牵引重量等于体重1/6左右，床脚垫高30cm，托马斯近端用一绳子进行反牵引固定在坐骨结节处，托马斯架通过两个滑车平行固定在牵引架上，膝屈曲装置通过牵引架，患者可自由练习膝踝关节活动。当好腿撑在床上，两手拉住架上的手柄，一用力，所有的重量通过滑车重量下垂，整个身体可悬空，而骨折部位可保持不动，这样便于护理，定期床旁透视或拍片，以矫正骨折的对位对线，使之达到良好的复位。

（3）骨骼牵引与小夹板固定：在股骨髁上或胫骨上端做骨牵引，将肢体放在勃朗架上使髋屈曲90°，牵引的重量为体重1/6～1/8，对于横断形成锯齿形稳定性骨折最好在局麻或腰麻下先行闭合复位，在良好的对位以三压点式加用小夹板进行固定。如股骨上 1/3 骨折近端骨呈外展外旋屈曲，近端压垫则放在大腿前外侧，使之向内后方加压，而远端压垫放后内侧向前外方加压，用小夹板捆扎好，放在牵引架上即可。中 1/3 因多数和上 1/3 骨折形式相同，小夹板固定方式也一样。而下 1/3 远端的骨端因腓肠肌的作用向后倾倒，所以复位后膝略屈，骨折近端压垫应放在前侧，而远端骨折的压垫应放在后侧，防止骨端向后倒。对于斜行、螺旋形或粉碎性骨折在骨牵引后 4～7 日，待肿胀消退后加用小夹板以保证良好对线，维持骨干的长度，防止缩短。这样牵引和小夹板固定需 8～10 周。骨折部位有骨痂初步愈合，可去除牵引继续用小夹板保护，逐步持拐辅助使患肢负重，最后弃拐行走，继续4～6周，负重后肢体无痛，即可达到完全骨愈合。

（4）切开复位髓内钉内固定：适应证为股骨中上段横行骨折和短斜行骨折、陈旧性骨折复位不佳、骨不连等。开放性骨折合并血管损伤，进行血管修补移植前先做好股骨髓内针固定。这种血管损伤不便于骨牵引和小夹板固定。有胸腹合并伤或烧伤者要经常变换体位，也可使用髓内钉。它能达到解剖复位，骨折对位对线满意，可早期扶拐下床活动，锻炼关节。对骨不连者手术后在骨折处周围植些松质骨加速骨连接。手术时注意事项：儿童尽量少用内固定，髓内钉的长短、粗细的选择要符合患者的骨骼，太细太短达不到固定的目的，钉后尾露出太长顶在皮下，影响髋部活动，更不能穿进膝关节。若骨髓太小针太粗有时打不进，用力打进后又拔不出，若继续打时可使骨骼折裂。因此在打钉前最好将髓内钉贴在股骨水平面上即大腿外侧中部和股骨平行拍片，选择与患者骨髓腔粗细长短合适的髓内钉。髓内钉放置的位置很重要，当"V"形钉顶角在外侧时，抗弯性能最强。相反，"V"形钉顶角在内侧时，而开口向外侧者，抗弯性能减弱18.8%；若内侧皮质缺损，则抗弯性能减弱 21.9%，容易使钉弯曲或断裂。髓内钉中梅花钉比"V"形钉更能抗弯抗断。因此打入髓内钉时仍需短期石膏外固定或小夹板固定，有些年轻人以为术后钉对骨折固定很牢，早期丢拐负重行走而造成弯钉或断裂，在我们医疗实践中也经常碰到。对骨不连患者将两骨端髓腔打通再插入髓内钉，周围再植上松质骨。对粉碎骨折打入髓内钉后大碎片用钢丝捆扎好，术后还是要进行髋人字形石膏固定，否则不稳。

（5）切开复位钢板螺丝钉固定：股骨下 1/3 骨折用 6 孔，若为粉碎性骨折也可用 8 孔钢板，螺丝钉必须穿过两层骨皮质，这样才能固定牢固，切口一般在大腿前外侧进路，在髁上时注意不要切开髌上囊，否则容易造成术后髌骨粘连，影响膝关节的伸屈活动。术后单髋人字形石膏 3 个月，若已有骨痂可改用小夹板固定，否则继续石膏固定。拆除外固定，逐步活动膝关节和负重行走，直到骨愈合。

（6）加压强力钢板固定：利用 8~16 孔，其特点为宽（20mm）、厚（3~5mm）、坚实。对螺旋、斜、粉碎骨皆可用，术后短时间用外固定或不用外固定。这种钉子其缺点是手术创伤大，骨折愈合的坚强度靠钢板，而不是按生长应力承受，因此一旦去除钢板，消除其遮挡作用可能产生再骨折。目前有一种梯形钢板，钉子中间固定骨折部位较厚，两端逐渐变薄，它能适应骨折压应力需要。既对骨折部位加固，又没有强力钢板的遮挡作用。因此在使用骨折内固定时对强力加压钢板选用应慎重。

（7）股骨骨折后畸形连接和不连接的治疗：股骨骨折的治疗要求是维持肢体长度能负重即可，因此不能有缩短（＜2cm）和成角＜15°，否则容易跛行，对线不良不能负重。还要注意旋转畸形，特别容易产生外旋转。注意这几点骨折愈合就可达到骨折后的功能要求。当遇到股骨干畸形愈合时超过上述功能范围应给予重新接骨纠正并加植骨。缩短超过 3cm 即做肢体延长术。对于骨缺损可用带血管的腓骨移植。骨不连者可将两骨端硬化骨修整打通骨髓腔，用髓内钉固定再加植骨。对大腿有软组织瘢痕时，首先将瘢痕切除用背阔肌皮瓣移植，等局部血供改善再进行植骨术。对这种再手术的患者，伤口愈合至少半年以上，否则容易术后再感染。

第四节 股骨髁骨折和股骨下端骨骺分离

（一）损伤机制及临床表现

股骨髁骨折是在膝关节极度外翻或内翻时造成的股骨内髁骨折或外髁骨折。若为垂直压缩性或挤压式暴力引起，常使股骨髁间呈"T"字形或"Y"形骨折，占全身骨折 1%，股骨髁是松质骨，血供丰富，又是组成膝关节的一部分，一旦骨折，很易使关节面受到破坏，造成关节腔内血肿，向后进入腘窝，造成腘窝血肿，压迫腘动脉和坐骨神经，在足背动脉扪不到血管搏动和影响下肢血液循环及使足的感觉运动障碍。在青少年暴力作用于股骨下端而小腿固定时，使膝极度反屈，并内旋或外旋即可造成股骨下端骨骺分离，远端骨骺向前方移位，而股骨干骺端向后方移位。这种骺分离可以是完全的，也可以是部分的连一片干骺端骨折。损伤后所产生的症状和股骨髁骨折相似。

（二）治疗

单纯内髁或外髁骨折以及"T"形或"Y"形骨折均影响股骨髁关节面的完整性，在治疗方面尽可能达到解剖复位。否则关节面不平很易产生骨关节炎，影响关节功能，造成终身残疾。

对单纯股骨内髁或外髁骨折，在透视机的荧光屏下或电视机的观察下进行复位，内髁骨折使膝外翻复位；外髁骨折使膝内翻复位，复位满意后用小夹板或长腿石膏固定，也可以做切开复位，克氏针或螺钉固定。对"T"形或"Y"形骨折，先在胫骨上端牵引，然后用 Bdhler 夹夹紧两髁，使之向中间靠拢，进行闭合复位，一般不易达到解剖复位，需行切开复位。切开复位先将两髁复位，后用骨栓钉钉牢再将股骨髁和股骨干用克氏钉或"L"形钉固定。术后长腿石膏固定。这种骨折一般固定时间为 6～8 周即可，然后进行体疗理疗，练习关节伸屈活动，可用理疗、药物等辅助治疗，使关节活动幅度增加。

骨骺分离可在局麻或腰麻下进行复位，复位后膝关节在 45°屈曲位下用石膏托进行固定，一般为 4～6 周去除外固定，膝逐步伸直，可取得良好效果。骨骺分离也可使血管神经受压或断裂。当骨折复位后可使血管神经受压解除。若血管神经断裂则必须立即进行手术修补吻合。经过几周或几个月没有复位或复位不佳的陈旧性骨骺分离而产生的畸形愈合需做矫正术。这种骨骺损伤，即使复位良好，但因骨骺部分损伤不能正常发育，也可能导致骨髁生长异常。

第五节　髌骨骨折

髌骨是身体中最大的子骨，为股四头肌伸膝作用的主要支点。它位于膝前方与股骨髁的上部，形成髌股关节。它起到保护膝关节作用。股四头肌沿着髌骨前方，向下形成髌韧带，止于胫骨结节，两侧股四头肌扩张部为髌旁腱膜。股四头肌、髌韧带和髌旁腱膜三者构成一完整的伸膝装置，加强行走和跑跳作用。

（一）损伤机制

多发生于股四头肌肌肉猛烈收缩，造成髌骨横断骨折。如在走路时，脚下一滑，身体即将要跌下去，大腿的股四头肌用力稳住躯体，尽量不让其跌下去，此时股四头肌猛烈收缩，使髌骨拉成两段，造成横断骨折，髌旁腱膜撕裂也大。此时肢体不能支撑着身体，继之跪倒在地，使已断的髌骨远端直接跪在地上，受到直接暴力作用，形成粉碎骨折，同时还有膝盖皮肤挫伤和破裂。另一种为直接暴力，即力直接打击在髌骨上，形成髌骨粉碎骨折，又称星状骨折。这种骨折移位少，髌旁腱膜和关节囊损伤也少，但髌关节的软骨面损伤严重，骨愈合后骨面高低不平，很容易形成骨关节炎而产生疼痛。

（二）临床表现及诊断

髌骨骨折多发生于 30～50 岁中年男性。膝部肿胀，膝关节积血，髌上囊丰满，皮下淤血有瘀斑，关节不能活动。检查骨折部位有压痛，可扪到两骨分离的沟槽，呈马鞍状，X 线片可明确骨折的类型和移位的情况。

（三）治疗

髌骨无移位的骨折，下肢在伸直位上做石膏托固定 4～6 周。若关节腔有积血，等 3～5 日后活动性出血已停止，抽出积血，然后用弹力绷带包扎。

横断有移位的骨折，必须进行切开复位钢丝内固定，手术要在伤后 1 周内完成。在髌骨前方做横切口，清除关节内积血，用钢丝穿过两个骨的横断面将髌骨复位，特别是关节面要准确对合，不得有错位，此时将钢丝收紧结扎，残端埋入股四头肌或髌旁腱膜内，不得放在皮下，以免日后刺破皮肤。结扎的钢丝不得穿过关节软骨面。髌骨缝合后将髌旁腱膜和关节囊也要缝好，术后将肢体伸直位长腿石膏固定 6~8 周，拍片骨连接去除外固定，进行膝伸屈功能锻炼，并用理疗、体疗进行辅助治疗。髌骨缝合除用钢丝外还可以用记忆合金缝合，当髌骨复位后在骨折线两旁分别用两只记忆合金钉呈 "U" 字形骑跨在骨折线，利用其弹性使骨折之间有加压作用，能促进骨折愈合。

髌骨下极骨折，骨片小不影响关节面者，可将下极骨片切除，把髌韧带与髌骨断面缝合。髌骨粉碎骨折无移位者，髌骨后关节面平整者，可用石膏托固定 4~6 周。

关节囊不平有移位应将髌骨切除，将股四头肌腱和髌韧带进行缝合，用长腿石膏托固定 6 周，愈合后逐步练习膝关节伸屈活动。

陈旧性有移位的髌骨骨折，这种患者因股四头肌无力，伸膝作用弱，膝关节不稳走路时容易摔跤，在治疗时因髌骨两断面纤维瘢痕化切除后两骨面不易对齐，容易产生骨关节炎而导致疼痛，所以对陈旧性髌骨骨折，一般多以切除髌骨，将股四头肌肌腱和髌韧带缝合，若缝不起来可用股四头肌腱膜修补以加强，术后石膏托固定 4~6 周。

第六节　膝部韧带损伤

一、膝关节侧副韧带损伤

（一）应用解剖

膝关节并不是一个单纯的屈戌关节，而是一个多轴性的关节。它的活动方向略呈螺旋形。因股骨内外髁长度不一，方向也不平行。在屈伸活动时沿两髁的滑动行程也不一致，小腿由屈到伸时，有轻微的外旋动作；相反，当膝由伸到屈时，则小腿有轻度内旋动作。这种螺旋形活动和关节周围的肌肉、关节囊以及关节内外韧带的协同作用，使膝关节在伸屈活动中保持关节的稳定性。还有肌肉的作用，如股四头肌使膝关节伸直和胫骨外旋。而膝后腘绳肌使膝屈曲和胫骨内旋，而其他膝部肌肉协助稳定关节。

膝关节内外各有一条侧副韧带，内侧副韧带是膝关节主要支柱，其浅层呈三角形，是一条坚韧的宽带，深层是关节囊的增厚部分，与内侧半月软骨相连。起于内收肌结节远端，止于胫骨内侧面。其后缘与关节囊相连，前缘与股四头肌扩张部分和髌韧带相接。外侧副韧带起于股骨外上髁，止于腓骨小头呈腱性，与股二头肌一起附着于腓骨小头上，在韧带与外侧半月软骨之间有腘肌腱和滑囊相隔，只有后缘与关节囊相连。

当膝关节完全伸直时，两侧副韧带拉紧，膝关节无内收、外展和旋转动作；随着膝关节的屈曲，两侧副韧带逐渐松弛，从而增加膝关节的内收、外展和旋转活动。

（二）损伤机制

单纯侧副韧带损伤少见，常合并关节囊半月软骨、交叉韧带和小片撕脱骨折。当膝关节伸直或微屈时，强大的暴力打击膝部或小腿时，则使膝部过度地反屈，而造成损伤。如打击外侧时，则使内侧副韧带部分或完全断裂，并有可能合并内侧关节囊、半月软骨等的损伤；相反，暴力来自内侧时，则使外侧副韧带的损伤。以暴力来自外侧者为多数。

（三）临床表现及诊断

有明显外伤史，局部软组织损伤的体征如疼痛多位于损伤部位，如在股骨上附着点撕裂者痛位于股骨髁处，在韧带中部损伤，位于膝关节间隙水平；若损伤在胫骨或腓骨头处则疼痛位于损伤部位。肿胀、瘀斑一般在伤后 24 小时出现，因这些韧带损伤淤血积在皮下。损伤程度重时则可出现关节半脱位或脱位。关节腔内积血，显示髌上囊肿胀，甚至开放性损伤。

膝关节内翻或外翻试验来测定有无侧副韧带损伤。检查者一手握住伤肢踝部，另一手的腕掌部放在膝关节部位作为支点。检查内侧副韧带时，一手放在膝关节外侧，另一手将小腿外展，如有剧痛或内侧关节间隙略有分离，并活动度加大，表明内侧副韧带损伤或撕裂。检查外侧副韧带时，手掌放在膝内侧，将小腿内收，如有剧痛或外侧关节间隙略有分离者，表明外侧副韧带损伤或断裂，如关节囊或半月软骨损伤常有关节腔内血肿，浮髌试验阳性。

（四）治疗

对内侧副韧带断裂若是部分的则使膝微屈内收位石膏固定 4～6 周，若为完全断裂不论内侧或外侧都要进行修补和缝合，缝好后石膏托固定。陈旧性损伤者可取阔筋膜 2cm 宽、6～8cm 长，将两端分别埋在胫骨和股骨内覆盖原内侧副韧带之上，然后石膏固定 6 周。外侧副韧带断裂，因有髂胫束和股二头肌腱附着在腓骨小头上，还比较稳定，有时可以不必修补。

二、交叉韧带损伤

（一）应用解剖

前交叉韧带连接于胫骨髁间嵴前方，向后外上连接股骨外髁髁间窝的内侧面。当膝关节完全屈曲和胫骨内旋时，此韧带牵拉最紧，防止胫骨向前移动。而后交叉韧带则连接于胫骨髁间嵴的后方，向前上内连接股骨内髁间窝的外侧面。当膝屈曲时，防止胫骨后移或膝伸直时防止膝关节反屈。

（二）损伤机制

单纯前交叉韧带或后交叉韧带损伤是少见的，常合并其他韧带、半月软骨、关节囊或骨骼的损伤。前交叉韧带损伤多在膝关节强力屈曲和胫骨内旋时断裂，而后交叉韧带则在膝伸直位时胫骨极度外旋时易断。多数是在篮球、足球、体操运动时发生。当前交叉韧带断裂时膝关节于屈曲位，胫骨在股骨髁向前牵拉有过度向前活动，即前抽屉试验阳性，正常无活动。前交叉韧带常合并内侧副韧带损伤，使胫骨向前活动度加大。后交叉韧带断裂多数在膝屈曲位时强大的暴力打击在胫骨上，使胫骨向后移动而造成损伤。多数在骑摩托车时损伤，同时可合并内外侧副韧带与半月软骨损伤。在检查时膝屈曲位，将胫骨在股骨髁向后挤压，可见胫骨有异常向后活动，后抽屉试验为阳性。

（三）临床表现及诊断

有外伤史，膝部肿胀，活动受限和疼痛。X 线检查可见关节间隙改变或有髁间嵴骨折，前交叉韧带断裂可有髁间嵴前小骨片撕裂，后交叉韧带断裂可有后髁间嵴骨片撕裂。

（四）治疗

前交叉韧带断裂将膝关节完全伸直位即能复位，若骨片移位在 2～3mm 以内即可用石膏固定 6 周，若移位较多或骨片翻转 90°时则需要在腰麻或硬膜外麻醉下切开复位用小螺丝钉固定。后交叉韧带断裂一般年龄较大，对骨片移位不多的可用保守疗法。若有移位采用后切口进行整复螺丝钉固定。陈旧性前后交叉韧带断裂常造成膝关节不稳，可以采用阔筋膜 2cm 宽、20cm 长卷成条状，当作韧带进行修补。有时前后交叉韧带都断也可同时修补，阔筋膜条相应地长一些。

第七节　胫腓骨骨折

一、胫骨平台骨折

（一）损伤机制及分类

胫骨上端呈两个微凹面，中央为胫骨隆突。两侧微凹面又称平台，与股骨髁形成关节。

胫骨平台主要是松质骨，容易受股骨髁的撞击，造成劈裂或塌陷粉碎性骨折，暴力可以有：①膝外侧水平暴力打击膝部使小腿极度外翻和屈曲；②股骨髁受到垂直暴力时，如患者从高处跌下，股骨髁向下冲击平台，则可引起胫骨内外髁骨折，一般外髁平台骨折多见，内髁平台骨折少见。在严重骨折的同时，可合并膝内侧或外侧副韧带，交叉韧带及半月软骨的损伤。根据暴力的不同，胫骨平台骨折可发生塌陷、劈裂和粉碎性骨折，占全身骨折 0.5％。有三种类型：

（1）无移位骨折：胫骨平台有裂缝但无移位或轻度移位在 2～3mm 范围内，即使粉碎骨折，而胫骨平台仍保持完整，一般无腓骨骨折，骨折愈合后对膝关节功能影响不大。

（2）塌陷骨折：多为直接暴力打击膝关节或小腿上端外侧，使膝极度外翻和屈曲，造成胫骨髁外侧平台塌陷骨折，有时关节软骨面仍完整。严重的塌陷骨折股骨髁将胫骨碎片压入骨折之间，这种凹陷的骨碎片常阻止骨折的整复，闭合复位往往不易成功，并影响关节面的完整。

（3）移位骨折：股骨髁较垂直压在胫骨平台一侧造成劈裂骨折，断片向外移位，并下陷，有时伴有腓骨上端骨折，膝内侧副韧带损伤，使膝关节极不稳定。这种胫骨髁外侧平台骨折为最多。而内侧平台骨折较少见，双侧平台粉碎性骨折，主要暴力延股骨长轴直接向下撞击，使两侧平台垂直劈裂，向两侧分开，形成倒"Y"形骨折，使股骨髁向下插入胫骨，而胫骨干则插入股骨髁间窝。有时可并发开放性骨折。

（二）临床表现及诊断

在膝部及小腿上端极度肿胀，骨折部位压痛明显，关节腔积血。小腿有外翻畸形，活动功能丧失，检查时膝外翻活动度加大，同时可闻及骨擦音。若暴力过大，创伤严重可伴有内侧副韧带半月板和交叉韧带损伤。同时也可有腓骨上端骨折的体征，这种骨折常伴有腓总神经损伤，使小腿前外侧及足背感觉运动丧失，足下垂不能背屈。有时也可引起腘动脉或胫前动脉受压挫伤致足背动脉、胫后动脉搏动不能测得。

（三）治疗

目的主要是使骨折愈合后保持负重关节面的完整，尽量达到解剖复位；其次维持膝关节稳定性，修复破裂的韧带，保护患肢，直到骨性愈合。最后清除关节腔积血防止粘连使骨折愈合后关节活动幅度恢复至正常功能。

无移位的胫骨平台骨裂，只要用石膏制动 4 周左右。关节腔积液可抽吸，一般在伤后 7～10 日，这样 1～2 次即可。然后借理疗、体疗加强膝关节伸屈功能锻炼。

平台整块骨折有移位造成关节面不平，可以在电视指导下，局麻用斯氏针撬拨，使之复位，再用钉子固定。固定时间为 4～6 周。若撬拨不能复位可改用切开复位，用螺丝钉、栓钉固定，也可用钢丝捆扎。

平台塌陷骨折若关节面完整，在腰麻或硬膜外麻醉下行抬高关节面，达原来水平，其空隙可用骨库同种异体骨或自体髂骨填塞，然后膝关节放置屈曲 10°～15°，固定 4～6 周。

（1）膝关节固定术：对平台骨折有移位，不能良好复位或陈旧性骨折形成膝关节骨关节炎而不能负重行路时，特别对年轻人体力劳动者可采用膝关节压缩性功能固定。手术方法：在硬膜外麻醉下在膝前部关节平面处做一横切口，切断髌韧带，将髌骨向上翻转，膝关节屈曲，切除关节间瘢痕组织、半月软骨，将股骨髁的软骨面各切除 0.5cm。若使膝伸直位时，切时和股骨长轴呈 90°；若使膝关节屈 10°～20°时，股骨髁切除与股骨长轴成 10°～20°，前方少切，后方多切掉一些。胫骨髁将软骨面切除 0.5～1cm，切面应使之与胫骨长轴成垂直，这样两骨（胫、股）的切面均是平坦便于骨端对合。维持膝关节屈曲 10°左右，外翻 5°，即膝关节功能位。在股骨切面近端 5cm 左右，胫骨切面远端 5cm 左右各插入一斯氏针，股骨由内向外，胫骨由外向内，两针维持水平位。钢针两端用关节融合加压器固定夹紧，切口各层缝合，用长腿石膏固定，4 周后有骨性连接拔除斯氏针，再换长腿行走石膏固定 4～6 周即可。

（2）人工膝关节置换：种类有表面型、铰链型和球心型不同形式，主要可恢复膝关节伸屈活动和下肢的稳定性。适用于平台骨折造成膝关节骨关节炎，有疼痛，活动范围小，年龄最好在 50 岁以上的患者。

二、胫腓骨骨折

（一）应用解剖

胫骨是连接股骨下部支承体重的重要骨骼，上 1/3 呈三角形，下 1/3 呈四方形，中 1/3 最细，易发生骨折。胫骨前内侧面仅有皮肤覆盖，骨折时极易皮肤损伤，形成开放骨折，胫骨长轴略向前内呈弓形，但膝、踝两关节面是平行的。使两关节平均负重。

腓骨四周有很多肌肉附着，除下端外踝维护踝关节稳定外不承担体重，故不易发生骨折，即使骨折移位不多也容易连接。腓骨头下有腓总神经跨过，当腓骨颈骨折时腓总神经极易损伤产生足下垂，而不能背屈。

胫腓两骨有骨间膜相互连接，占据两骨中部 4/5，并和深筋膜骨膜将小腿分为四室，各组肌群均有神经血管贴骨间膜附近通过，支配和供应各室的肌肉。

胫前动脉和胫后动脉从腘动脉分出后胫前动脉跨过骨间膜上缘进入小腿前侧。当胫骨上 1/3 骨折并有向上移位很易压迫腘动脉分叉处造成小腿下端缺血甚至坏死，故伤后应及时处理。若小腿挤压伤或广泛挫伤造成前后室出血或肿胀也可引起血管压迫影响血液循环。胫骨的滋养血管从胫骨上中 1/3 交界处进入骨内，如果胫骨中下 1/3 骨折，骨的滋养动脉断裂，远骨端血供不足易引起骨不连或骨愈合延迟。

（二）损伤机制

胫腓骨骨折在全身骨折中最为多见，占 13.7%，10 岁以下儿童为最。其中以胫骨骨折更为常见，胫腓骨次之，腓骨单独骨折最少。在工伤交通事故中压伤、轧伤直接打击下所造成胫腓骨骨折往往在同一水平面上，广泛软组织挫伤严重神经血管破裂伤，骨折粉碎，有时呈数段，形成污染严重的开放性骨折。

骨折多为高处摔下小腿强烈扭转，滑跌。骨折线为长斜行，螺旋形，胫腓骨骨折常不在一个水平面上，即胫骨中下端而腓骨可能在上端。有时骨尖端刺破皮肤形成开放性骨折，这种开放性骨折比直接暴力所造成的污染好得多，软组织损伤小，出血少。

（三）临床表现及诊断

临床检查可有典型的骨折体征，局部明显肿胀及压痛，骨折有移位时畸形明显，脚外旋形成成角和缩短。注意有无神经血管损伤，检查足背动脉和足跟内侧动脉及足趾伸屈活动有无受影响，若有血管损伤应尽早处理，并拍片检查。拍片时要包括膝踝两个关节，使胫腓骨全长都能拍到，若只拍骨折部位容易漏诊，不能正确看到下肢有无内外翻畸形。

（四）治疗

胫腓骨骨折治疗目的是恢复肢体长度，使之无成角或旋转畸形，膝踝两关节维持平行，能使胫骨有良好的对线，才能负重。在治疗中重点在于胫骨，因胫骨是下肢主要负重骨，只要胫骨骨折能达到解剖复位，腓骨骨折也会有良好的对位对线，但不一定强求解剖复位。无移位骨折或青枝骨折用小夹板或石膏托固定 4～6 周逐步过渡到丢拐行走。

移位骨折可有如下几种处理情况。

（1）稳定性骨折：如横断骨折，麻醉采用低位腰麻，硬膜外或局部血肿麻醉，在血肿内注射 2％普鲁卡因或 1％利多卡因 5～10mL，在 X 线透视下或电视荧光屏指导下进行复位，复位后加用小夹板或石膏外固定。等伤后 10 日左右，骨折处肿胀消退有可能成角或再移位，必须注意重新更换外固定直到骨折愈合为止。需时 8～10 周。

楔形石膏矫正：当骨折复位石膏固定后或在骨折肿胀消退后可能有 15°左右的成角畸形，在石膏干燥后可做楔形石膏矫正，在骨折成角的凹面沿石膏周径 2/3 做楔形切开，在荧光屏参照下进行矫正，直到满意为止。石膏开口处用木块支撑，下面用羊毛毡或棉花垫好，用石膏加固，再拍片复查，一般不用麻醉。在石膏未干燥时或成角移位太大不能做楔形截石膏矫正。成角过大，矫正角度也大，局部压力点也大，在胫骨前内侧面可以引起皮肤压迫坏死，使闭合骨折变成开放骨折。

（2）不稳定性骨折：如斜行、螺旋形、粉碎性骨折，用两针石膏固定。即在胫骨结节和跟骨各打 1 枚斯氏针，然后在电视荧屏指导下进行复位，复好位用石膏将 2 枚针在膝下固定。这样可促使膝关节早期活动防止僵直。也可以用切开复位，在骨折斜面＞3cm 时，可用 2 枚螺丝钉固定或用外固定支架。

（3）开放性骨折：因小腿骨骼就在皮下而且损伤多为直接暴力，当骨折有移位极易产生皮肤破损形成开放性骨折，如不及时和良好的处理可导致骨折处继发性感染。应该尽早彻底清创，覆盖创面，以保证创口一期愈合。骨折的处理可以闭合复位，也可以切开复位内固定或用外固定支架。

（五）并发症及其处理

（1）血供不足：特别是上 1/3 骨折，因腘动脉在胫骨上端分胫前和胫后动脉，分藏在胫腓骨间膜前室和后室，因室腔容量有限，一旦骨折容易产生血管损伤和压迫，造成下肢血供不足而导致缺血性挛缩，踝关节呈马蹄畸形，足趾呈爪形趾，不能伸屈活动，影响行走。早期尽早减压，若有断裂应吻合血管或血管移植，使血流畅通。

（2）胫骨畸形连接：胫骨在小腿上是主要负重骨，膝、踝均有轻度外翻（5°），若在治疗过程中肢体缩短或内外翻角度过大，则影响下肢的负重，必须予以纠正。

（3）骨不连：特别是下 1/3 骨折，因一端有血供应，另一端血供少容易引起不连接。加上骨折固定不完善尚无成熟骨痂，去除外固定过早，在负重活动中使之已形成的初步骨痂又被破坏。处理需切开内固定，植骨，打通骨髓腔，硬化的骨端多钻几个孔，多余的硬化骨切除修整，便于植骨或滑槽植骨，填上松质骨。

（4）开放骨折伴有继发性感染：管状石膏固定开洞换药或使用外固定支架，这样便于护理，保持创口引流通畅，也有利于骨折连接，等数月以后死骨游离，可做死骨切除。不能过早地去除碎骨片，造成骨缺损而产生骨不连。

（5）再骨折：中下 1/3 骨折容易发生骨折连接迟缓或不连接。当骨折连接尚不坚固，过早去除外固定负重行走，特别是对青年人活动度较大容易产生再骨折。去除内固定的患者螺钉内未被骨质填满，形成薄弱环节，用力过度可造成再骨折；有些加压厚钢板因其遮挡作用，去除内固定后骨折处不能适应外界应力，也可形成再骨折。因此，对去除外固定的患者继续用小夹板保护，避免剧烈活动并加强功能性负重锻炼，一般需要 2 个月左右。

（6）骨缺损：胫骨开放性骨折比其他骨折要多，有时成粉碎性骨折，骨碎片从伤口内脱落或在清创时将碎片去除过多，怕不去除造成感染；也有骨折后继发感染形成死骨，不得已的情况下，不去除伤口长不好。首先处理的是伤口要愈合，尽可能在 6 个月以上，即使这样手术仍有再感染的可能，但机会较少。另外，应考虑骨折附近瘢痕如何，若太大手术失败的机会也多，因血供不良。首先处理的是将瘢痕切除，做转移皮瓣或带血管神经游离皮瓣移植，待伤口愈合数月后再进行植骨，取同侧腓骨或对侧带血管的腓骨移植，并加用髂骨移植才能保证骨折愈合。

第八节　踝关节损伤

踝关节为屈戌关节，由胫骨远端和距骨构成。胫骨的内踝和后踝，腓骨的外踝，组成踝穴，容纳距骨。当踝关节背屈时，距骨与踝密切接触无活动余地，但在跖屈时，距骨可向两侧轻微活动，所以当踝关节在跖屈时往往容易发生扭伤。距骨在踝穴内略呈 5°外翻位。踝关节周围有三组韧带，即腓骨下韧带又称横韧带，位于胫腓骨下端之间，分前中后三组，若此韧带断裂踝穴增宽，踝关节不稳；内侧副韧带又称三角韧带，是一坚强韧带，它起自内踝顶端呈扇形附着于跟、距、舟状骨内侧面；外侧副韧带，它起自外踝顶端分别附着于距骨和跟骨外侧，即所谓距腓前、后韧带和跟腓韧带，这一组韧带较薄，当踝关节内翻时这一组韧带容易损伤。

一、踝关节韧带损伤

（一）损伤机制

多为在高低不平路面上或下楼梯时不慎失足，足处于极度内翻跖屈位，使外侧副韧带过度牵拉而引起损伤。轻者使胫腓下韧带拉松或部分断裂，重者可完全断裂并发踝关节半脱位骨折、全脱位等。

（二）临床表现及诊断

有外伤病史，踝部疼痛，跛行或不能负重走路，局部肿胀，皮下有淤血。检查时将足跟内翻时痛加剧，活动范围增大。X线片若将关节内翻位拍片可见到胫骨和腓骨间隙增大超过3mm，说明胫腓下韧带损伤，显示踝关节半脱位。

（三）治疗

单纯踝关节韧带损伤局部敷中药使之消肿止痛，每3日换1次，连续用2周，局部弹力绷带包扎固定，使之制动。有时痛可局部注射曲安西龙1mL加0.5％利多卡因4mL。每周1次，注射1～2次即可。也可用胶布固定，即采用2.5cm宽胶布剪成长短不等6根，三短三长，长的经小腿绕过足跟由外向内成"U"字形到腿内侧面，短的由足外侧绕过足跟到足内侧缘，6根相互重叠1/3，并交叉粘贴，敷贴在踝关节外、后内侧面使小腿及足背前方显露，这样不会压迫足背血管神经，再用绷带包扎，持续用2～3周。若韧带完全断裂或踝关节反复外伤可用石膏托固定。

二、踝部骨折

踝部骨折多由间接暴力引起，由外翻、内翻或外旋所引起的骨折。根据暴力作用的大小、方向和受伤时足的位置而产生不同类型和程度的骨折。

（一）损伤机制及分类

1．外翻骨折

受伤时踝部极度外翻或重物压于外踝使踝关节极度外翻。因暴力程度不同，可分为Ⅲ度。

（1）Ⅰ度：内踝横断骨折，由于外翻后内侧三角韧带坚强，于高张力内将内踝拉断。

（2）Ⅱ度：由Ⅰ度损伤暴力继续加大形成两踝骨折，内踝为横断骨折而外踝腓骨受距骨外翻向外挤压而造成斜行骨折，同时可能伴有踝关节向外半脱位。

（3）Ⅲ度：两踝骨折，胫腓下韧带断裂，距骨向外脱位更明显。

2．内翻骨折

和外翻骨折作用相反，即受伤时足跟极度内翻，由于暴力程度大小不一，可造成Ⅲ度不同程度的骨折。

（1）Ⅰ度：腓骨下端横行骨折，由于极度内翻，外侧副韧带拉力过大使腓骨下端形成横断骨折。

（2）Ⅱ度：在Ⅰ度暴力基础上，作用力继续加大可造成腓骨横断骨折同时距骨内翻，使胫骨内踝受挤压而形成内踝斜行骨折或垂直骨折，并伴有距骨向内半脱位。

（3）Ⅲ度：在Ⅱ度基础上，作用力继续加大造成腓骨横断骨折和胫骨内踝斜行或垂直型骨折，并伴有胫骨平台受到距骨挤压而形成塌陷骨折。

3．外翻外旋型骨折

即骨折时由于暴力在踝外侧，同时加以前足外旋作用，常常形成内踝拉断骨折、胫腓下韧带断裂和腓骨螺旋形骨折，分三种不同程度。

（1）Ⅰ度：单纯内踝骨折，一般为拉断形成横行骨折，也有单纯腓骨下端螺旋形骨折或斜行骨折。

71

（2）Ⅱ度：两踝骨折，内踝拉断形成横行骨折，外踝挤压加上外旋作用，所以常常是螺旋形骨折，部位可以在腓骨下端，也可在中上端。踝关节并有向外半脱位。

（3）Ⅲ度：骨折波及三踝，除内外踝骨折外，可以使胫骨后缘骨折，使距骨向外和向后移位。

4. 内翻内旋型骨折

受伤时踝部极度内翻内旋位，使距骨旋前挤压内踝，牵拉踝外侧副韧带所产生骨折，分Ⅲ度。

（1）Ⅰ度：单纯内踝斜行骨折，因受伤时距骨向内上方移位，猛烈挤压内踝。

（2）Ⅱ度：当内翻内旋力继续增大时，可同时有内踝斜行骨折，外踝牵拉而产生横行骨折，距骨并有向内半脱位。

（3）Ⅲ度：暴力继续加大，足有跖屈位。除上述骨折外，还有胫骨后踝骨折形成三踝骨折，距骨向后内方脱位。

5. 垂直压缩型骨折

从高处跌下，足跟着地，暴力经跟骨距骨传至胫骨关节面，致关节面骨折片嵌入松质骨，形成塌陷骨折。足呈背屈位可使胫骨前缘骨折，严重者可以呈胫骨下端粉碎骨折，一般分成三类，一种为胫骨后缘压缩骨折，由于跌下时足跖屈位，这种类型较多。另一种为胫骨前缘压缩骨折，跌下时足呈背屈位。还有一种为混合型，既有前压缩又有后压缩骨折，形成胫骨下端粉碎性骨折。

6. 踝关节骨骺损伤

这种损伤类型和成人踝关节骨折相类似。但由于骨骺特殊性，有时会造成骨骺早闭或骨化中心和干骺端骺损伤影响正常发育而形成畸形。损伤可分为五类。

（1）骨骺在干骺端上变位，形成生长板剪切伤。但骨化中心和干骺端未损伤，血供也无障碍，这类损伤只要良好复位，生长不受影响。

（2）骨骺在干骺端向上移位，并带有一块干骺端三角形骨块，它与骨骺和一部分未损伤的生长板相连，这种损伤多由于外旋外翻位所形成。

（3）骨骺骨折从关节面至骺板，但干骺端未损伤，这种损伤可以由踝关节内收或外展位所产生。

（4）这种损伤从关节面开始穿越骨骺生长板和干骺端，这种骨折多由于踝关节内翻位所引起，若骨折有移位容易造成关节面畸形。

（5）生长板挤压性损伤，由骨骺挤压进入干骺端，这样就容易使生长板生长不对称，即受压的部分不长，骨骺早期闭合，年龄越小畸形越严重。

7. 踝关节开放性脱位和骨折

踝关节脱位和骨折脱位容易引起踝关节开放性损伤，因两踝就在皮下，当足外伤后显著变位容易引起皮肤撕裂骨折，断端从裂口突出，关节面暴露在伤口内。软组织损伤严重，若彻底清创，骨折、脱位复位能取得良好的结果。

（二）临床表现及诊断

踝部肿胀，足呈外翻位，皮肤破裂，骨折端外露。X线显示两踝骨折。

（三）治疗

（1）对各种类型骨折只要是无移位，不论是单踝或双踝骨折可用小夹板或膝下短腿石膏固定 4

周后开始训练负重，6 周去除外固定进行锻炼。

（2）有移位的单踝和双踝骨折，在局麻下用 1%利多卡因 5mL 注射骨折血肿中，然后进行整复。复位手法视骨折的类型而采用不同的方法，但基本原则与暴力相反的方向进行。复位后用石膏固定 1～2 周后等肿胀消退石膏松动，需重新更换石膏，防止骨折再移位。

（3）以上各种骨折在闭合复位失败时特别是进关节骨折有移位时必须切开复位，行内固定。在塌陷骨折复位后需进植骨，利用自身髂骨填塞空腔。采用克氏针固定并用钢丝使两骨间加压，这样促进骨愈合。

（4）对踝关节开放性骨折行清创然后进行复位内固定。

（5）对踝关节骨折后骨连接不良者形成骨关节炎，使下肢不能负重走路，可行踝关节骨融合术。将踝关节固定于距屈位 5°为宜，但不能有内翻或外翻。

踝关节固定方法可以从外侧或前侧入路。腓骨下端骨折时有移位，踝关节半脱位或全脱位，胫骨踝关节面骨折，关节面不齐者均可做踝关节融合术。一般做前侧入路，多用胫骨前侧滑槽植骨，就地取材。光将踝关节的胫腓距骨软骨面切除，取胫骨前面骨块 1.2cm 宽、7cm 长的密质骨骨块，在距骨体前方凿一槽，深 1cm，将骨块插入，使踝关节放置在 90°或距屈 5°～10°，不需要内固定，术后用行走石膏外固定，2 个月后开始逐步负重锻炼，3 个月基本上骨性愈合。

第九节　足部损伤

足为负重步行和吸收震荡作用，它由 7 个跗骨、5 个跖骨和 14 个趾骨组成，相互间有坚强的韧带连接。为了负重足骨中以跟距骨较大，为了推动躯干和吸收震荡，足骨形成两个内外纵弓和一个横弓。内纵弓是由跟骨、距骨、舟骨、楔骨和第 1～3 跖骨、趾骨组成，外纵弓由跟骨、骰骨及第 4、5 跖、趾骨组成。楔骨和跖骨基部组成腹窄背宽的横弓。足弓能起到跑、跳、推动躯干向前吸收震荡以及负重作用，足骨通过相互之间关节和韧带有内翻外翻和内旋外旋的作用，并能适应在高低不平的路面上行走。

一、跟骨骨折
（一）损伤机制及分类
跟骨是足的后端主干骨，有跟腱附着，所以它能使足有强烈的距屈作用，足跟骨折多数从高处跌下，垂直暴力，首当其冲后跟着地，使跟骨压缩骨折或劈开。在所有跟骨骨折患者中常伴有 5%～10%并发脊柱骨折。其分类方法是根据骨折面是否波及距骨下关节、部位及骨折线形式等。

1. 不波及距骨下关节的跟骨骨折

（1）跟骨前端骨折：少见，由于前足强力内翻所致，骨折移位不多，常波及跟骰关节。

（2）跟骨结节纵行骨折：高处跌下，跟骨结节底部着地成外翻位，骨折片由于跟腱的收缩而向上移位。

（3）跟骨结节横行骨折：称鸟嘴骨折，一般在跟腱止点上方，移位不多。

（4）载距突骨折：由于足部强力内翻，距骨向下压迫载距突所致，骨折片移位不多。

（5）距关节附近骨折：但未进入关节，多为垂直暴力致跟骨粉碎骨折，使横径增宽，距骨下关节严重紊乱，骨折愈合后影响足的功能。

（6）无移位的跟骨骨折。

2. 波及距骨下关节的骨折

（1）垂直压缩塌陷骨折波及跟距关节，由于垂直暴力所致。距骨关节面挤压跟骨关节而形成关节面压陷骨折。

（2）单纯剪式暴力骨折：跟骨的距骨关节面被距骨剪力使之成前后两半，为跟骨 I 度损伤。

（3）剪式挤压暴力骨折：跟骨骨块成粉碎并有移位，为跟骨 II 度损伤。

（4）粉碎骨折：为跟骨 III 度损伤。

（二）临床表现及诊断

有高处跌下外伤史，足跟肿痛，活动受限，24 小时后跟骨两侧皮下可见紫色淤血，足底扁平，跟骨增宽外翻。X 线拍跟骨侧位片，可见原发骨折线，跟骨斜位摄影可清晰显示距骨下关节，轴位能显示距骨下关节和载距突。

（三）治疗

（1）无移位跟骨骨折：制动石膏固定 4～6 周。

（2）单纯大片骨折：可用撬拨疗法使之复位，克氏针固定或切开复位螺钉固定，如跟骨鸟嘴样骨折。

（3）距骨下塌陷骨折：早期能拾起骨片使关节面恢复正常，空隙用自体髂骨移植或整复，跟骨侧向增宽用跟骨夹矫正外翻畸形，石膏固定 3 月。

（4）一期关节融合术：早期矫正跟骨增宽和外翻等，3 周后再做跟距关节一期融合术，术后石膏固定 6～10 周。

（5）跟骨畸形愈合的治疗。跟腱松弛：由于跟骨结节骨折后上移，这样影响患者足尖着力，一般不需要处理，若足跖屈无力，可做跟腱缩短术。跟骨外翻矫正术：跟骨骨折后容易形成跟骨外翻畸形，成扁平足，还可发生距骨下和跗骨间骨关节炎，产生严重的疼痛，最好做三关节融合术，或做跟距关节楔形切除以矫正跟骨外翻。

二、距骨骨折

（一）损伤机制及分类

距骨是足弓形之顶，它上面 2/3 为软骨与胫骨构成踝关节。距骨血供是经距骨颈进入体部，一旦距骨颈骨折很易产生距骨体缺血性坏死，必须良好复位，有条件者可进行高压氧治疗。

（1）距骨颈骨折：多产生足极度背屈时，胫骨前缘像一把刀插入距骨颈处而引起这种损伤，多见于飞机和汽车驾驶员在工作事故时足踩在舵棒上足过度背屈，由于暴力作用而产生骨折。

（2）距骨颈骨折伴有脱位：暴力作用过大，不仅能产生骨折而且伴距骨体脱位，特别是在胫腓韧带和跟距韧带断裂时更易发生，因踝白增宽稳定性差，使距骨颈骨折后损伤作用力继续加大，使跟距韧带断裂，距骨体更向后移动。

（3）距骨脱位：这种损伤是在极度内翻距骨旋转的作用下撕断胫腓下韧带，但在无内翻力的作用时足可复位，仅有胫腓下韧带处肿胀和压痛。但X线拍片无明显骨折，在临床上容易疏忽漏诊，因未用外固定，可以继续脱位。这种叫距骨脱位自发复位，这种内翻作用继续加大可引起跟距韧带断裂，可造成距骨完全脱位。

（4）距骨周围脱位（距跟和距舟关节脱位）：这种损伤多为内翻跖屈位跗骨间韧带断裂，而胫腓下韧带完好，距骨仍在踝臼内。

（二）临床表现及诊断

足部肿胀，疼痛，足不能负重行走，X线拍片可见骨折和脱位情况。

（三）治疗

（1）无移位距骨颈骨折：用石膏固定6～8周。

（2）骨折伴有脱位：需在麻醉下足放跖屈和外翻位才能使骨折脱位整复，石膏固定8～10周直到骨性愈合为止。若徒手复位不成功可用跟骨牵引来进行整复。

（3）切开整复：多采用后外侧入路，切断跟腱打开后关节囊，即可使骨折整复，用克氏钉或螺钉固定，缝合好后关节囊和跟腱，术后用石膏固定3月。

（4）距骨体缺血性坏死：特别在有移位的情况下发生率可高达80％，很易形成骨关节炎，此时局部疼痛，不能负重行走，有必要行三关节或四关节融合术。

三、跗骨间骨折和脱位

这种损伤多因外展应力和内收应力造成距舟跟骰间关节脱位或合并有骨折，也可以由于挤压伤，车轮在足背外侧或内侧向对侧碾过，常常骨折和脱位同时发生，有时甚至为开放性。开放性的应先清创，然后整复骨折移位和脱位，石膏固定，有时需做跗间关节融合术。

这种损伤有时还伴足底神经血管挫伤和断裂，造成足底麻木和蚓状肌、骨间肌麻痹，血管损伤，使远端缺血，足趾缺血性挛缩，形成爪形趾。

四、跖骨骨折

（1）第5跖骨基底部骨折：比较常见，因足极度内翻，腓骨短肌的牵拉，造成第5跖骨基部撕裂骨折，多数无移位，有时有裂开。

将足外翻旋后固定，用石膏固定，也可用氧化锌绷带固定，一般4～6周可愈合。

（2）跖骨干骨折：多由于直接暴力打击在足背上，有时骨折为横断或斜行，若移位不多可用石膏托固定，若复位不良，可用切开复位克氏针固定。

（3）跖骨颈骨折：多数为直接暴力所致，骨折后由于屈肌力大于伸肌，因此跖骨头向跖侧移位，若不能进行良好复位，影响足负重行走，产生严重疼痛，一般闭合复位不能使人满意，必要时给以切开复位，克氏针固定，术后石膏固定，注意加强横弓的正常生理弧度。

若跖骨颈骨折连接不良，影响走路，可以做足背侧切口切除跖骨头。

五、趾骨骨折

足趾在行走中辅助足的推动力和弹跳力，也可稳定身体，特别在赤足行走时足趾对地面有抓握作用防止摔跤。趾第1、2节骨折由于蚓状肌和骨间肌作用形成爪形畸形，复位时使趾呈屈曲状，否则不易取得良好的复位。末节趾骨多为粉碎性，有时趾甲下出血或开放性，对闭合骨折用小夹板或硬纸板固定即可，对趾甲下出血可以放血以减轻疼痛，若为开放性，可清创将趾甲拔除，防止后继发感染再给予切除。

  蹈趾子骨骨折，比较少见，一般为直接暴力，足踩在地上，重物压在蹈趾上使蹈趾跖骨头与地面之间挤压子骨形成骨折，有时为粉碎性，因骨折线多为进入关节面不易愈合。当负重时容易引起疼痛，局部用软垫加以保护，痛剧时也可切除。

第四章 关节脱位

第一节 关节脱位概述

肢体在遭受暴力作用下，组成关节各骨的关节面失去正常的对合关系，并引起关节功能障碍者，称为外伤性关节脱位（也称脱臼），简称脱位。

（一）应用解剖、病因及分类

正常关节至少包括两个骨端，相邻两骨（或两个以上的骨）的接触面称关节面，由透明软骨覆盖，两骨之间有关节囊相连，关节囊包绕骨端，可分内外两层。关节囊外层由坚韧而富有弹性的纤维组织组成，称纤维膜；内层为滑膜，能分泌滑液，润滑并营养关节软骨，关节囊与骨端间的腔隙为关节腔。有些关节除上述结构外并有软骨盘、关节内外韧带等加强关节的深度和稳定性，有的还附有滑膜囊与关节相通，以增加关节的灵活性，健康的关节是既稳定，又灵活。活动时毫无痛楚或摩擦声。

外伤性脱位多见于青壮年，儿童和老年人较少见。儿童因为体重轻，关节软骨富有弹性且关节囊韧带柔韧，吸收外力缓冲作用较大，不易脱位，而多发生骨骺分离；老年人则因骨质疏松，容易发生骨折，脱位的发生率相对较少。

有的关节脱位反复发生，称习惯性脱位，多因创伤性病理变化未能很好修复，第一次脱位后治疗不当，以至关节囊松弛，受轻微外伤即可复发脱位。

外伤性关节脱位的病理，除关节面正常关系破坏外，软组织如关节囊、韧带和肌肉也有不同程度的撕裂，有时血管、神经也同时遭受损伤。

按脱位的程度可分为关节半脱位和关节全脱位。后者的功能障碍则更为严重。

按脱位后的时间可分为新鲜脱位和陈旧性脱位。一般多以急性外伤后 3 周作为时间界限，但是，有的脱位在 3 周以后仍能整复，如肩关节；有的脱位在 10 日后即难复位，如肘关节，因此要区别对待。但通常在 3 周以后的脱位，由于关节腔内充满瘢痕组织，关节周围的肌肉发生挛缩、粘连，已很难通过手法获得整复。

按脱位后皮肤是否破裂，关节腔是否与外界相通，又可分为闭合性脱位或开放性脱位。而开放性脱位，继发感染的可能性大。

（二）临床表现及诊断

外伤性关节脱位的临床表现有其共性，除局部疼痛、肿胀、皮下淤血、关节活动功能障碍，正常骨性标志移位外，尚有下述三个特征。

（1）肢体畸形：脱位关节失去正常丰隆饱满的状态，与健侧对照变形明显且肢体常有伸长或缩短畸形。

（2）关节窝空虚：骨端移位。由于关节的一端脱离原来位置，常可在异常部位扪及；而相应的关节窝却空虚松软，失去支撑。

（3）弹性固定：关节脱位后，关节囊、韧带和肌肉等软组织的紧张、痉挛和交锁，阻挡关节头纳入关节窝，被动活动肢体时则可触到有弹性感，肢体固定在畸形位，不能正常活动。

X线检查可以进一步明确脱位的方向、类型、程度以及有无合并骨折等。

（三）并发症

外伤性关节脱位的常见并发症如下。

（1）骨折：常见于脱位关节的边缘关节囊附着部或邻近关节面的骨端，一般在脱位整复的同时，骨折片也随之复位，常无须单独处理。有的骨折发生在远离关节的骨干，则需分别处理，一般先整复脱位，再行骨折治疗。

（2）血管损伤：在关节周围的动静脉撕裂，或因骨端移位压迫动静脉，挫伤血管内膜引起继发血栓形成致使肢体远端血运发生障碍，若不及时处理，可导致肢体坏死，应该及时检查发现，并做相应紧急或手术探查处理。

（3）神经损伤：多见压迫性或牵拉性损伤，很少有神经断裂，挫伤神经在 3～4 周后功能自行恢复，可予密切观察。

（4）骨端缺血性坏死：由于关节囊韧带撕裂破坏了骨端的血液供应，可造成缺血性坏死，骨质致密囊样变，产生疼痛，影响功能。

（5）外伤性骨化性肌炎：脱位时，关节囊附近的骨膜掀起，骨膜下血肿与周围软组织血肿构通，血肿机化和骨样组织生成，逐渐在软组织中骨化，有广泛的钙化或骨化组织，造成关节周围局限性骨化性肌炎，影响关节活动功能。轻柔复位，适时固定，防止广泛的骨膜剥离和血肿形成，可以防止其发生。一旦发生，必须充分制动，停止被动性牵伸，促使骨化范围缩小并稳定。

（6）创伤性关节炎：脱位时关节面的软骨或骨组织损伤，造成关节面的粗糙不平整，由于负重、活动等刺激，关节面发生退行性变，骨端边缘骨质增生，活动时产生疼痛，导致创伤性关节炎。

（7）化脓性关节炎和骨髓炎：强大直接暴力引起的开放性关节脱位，由于软组织挫伤，污染严重，或更伴有广泛骨折，巨大血肿形成。若处理不够及时有效，可以发生化脓性关节炎或骨髓炎，造成关节强直等严重后果。

（四）治疗

外伤性关节脱位的治疗，包括手法或手术整复，固定以及软组织愈合后的功能锻炼。

手法复位应采用适当的麻醉，达到无痛和肌肉松弛的要求。手法操作应该轻柔，切忌粗暴，以防止加重创伤以及并发骨折、血管、神经损伤。复位成功的标志是关节活动恢复正常，骨性标志和X线解剖复原。

复位失败常因麻醉不完全，方法不正确，以及软组织或骨折片嵌顿，不宜反复盲目进行，以免增加损伤。

切开复位适用于有关节内骨折，软组织嵌入，手法复位失败和陈旧性脱位不能手法整复者。对开放性脱位应在彻底清创的基础上再予整复。复位后将关节固定在适当的位置，使受伤的关节囊、韧带、肌肉等组织得以恢复，一般固定时间为3周，陈旧性脱位复位后固定时间应适当延长。

第二节　肩关节脱位

肩关节是全身关节中活动范围最广者，肩关节的解剖结构又最不稳定，因此，肩关节脱位临床上较为多见，仅次于肘关节脱位。肩关节脱位好发于 20～50 岁男性成年人。按脱位后时间长短及复发次数可分为新鲜性、陈旧性和习惯性三种。按肱骨头与肩盂的关系可分为前脱位、后脱位和盂下脱位，其中前脱位又可分为喙突下、锁骨下和胸腔内脱位三种。

一、肩关节前脱位

最为多见，多由间接暴力引起，上肢外展、外旋位跌跤时，以手撑地，传递暴力沿肱骨纵轴至肱骨头，撞击绷紧的关节囊，将其穿破，多在肩胛下肌与大圆肌之间的软弱部分突出，形成喙突下脱位，外力较大，继续作用于肱骨头，可推至锁骨下，形成锁骨下脱位。少数情况，外力强大，肱骨头冲破肋间进入胸腔，形成胸腔内脱位。有报告在第 2、3、4 肋骨处插入胸腔内者。

1. 病理解剖

主要为关节囊撕裂和肱骨头移位。关节囊多在关节盂的前下缘或下缘破裂，有时也可有关节囊附着处撕裂，甚至纤维性关节盂唇或骨性盂缘一起撕裂，与关节囊相连的肩袖、肩胛下肌腱及肱二头肌长短腱有时也可一起撕脱或撕裂。肱二头肌腱长头偶尔可自结节间沟向外滑出，阻挡肱骨头的整复。

肱骨大结节可合并有撕脱骨折。血管神经损伤较少。有的老年患者硬化的腋动脉挫伤，形成动脉栓塞，腋神经或臂丛神经内侧束有时被牵拉或受肱骨头压迫，引起不同程度的功能障碍。

2. 临床表现及诊断

根据外伤史，外观呈方肩可以诊断。患者常用健手托住伤肢前臂。由于肱骨头脱出移向内侧，肩部失去圆形膨隆的外形，肩峰突出，形成典型的方肩。肱骨头不在原位，肩峰下乃有空虚感和凹陷，按时仍可发现这一凹陷，另在关节盂前方、喙突下或锁骨下可摸到移位的肱骨头。

Dugas 征阳性，即伤肢肘部紧贴胸臂前方时，手掌摸不到对侧肩部。系由肱骨上端交锁于内下移位的位置，上臂处于轻度外展位所致。直尺试验阳性，即屈肘 90°，用直尺贴于上臂外侧，尺的下端靠肱骨外髁，尺的上端被隆起的肱骨头顶起，正常时靠不着肩峰，当脱位时则可靠上肩峰。

臂丛内侧束损伤表现为手部小肌肉瘫痪和手与前臂内侧的感觉消失。腋神经损伤则可见三角肌瘫痪。X 线摄片可以确定诊断，明确移位的肱骨头与肩胛盂的关系，以及有无大结节骨折等。

3. 治疗

新鲜肩关节前脱位，多采用手法复位，应力争尽早整复。可以不用神经阻滞麻醉或局麻。手法应轻柔缓和，防止粗暴。

（1）牵引推拿法：患者仰卧，一助手用一阔布带绕过胸背向健侧牵拉，固定躯干；另一助手用布带通过腋下套住患肢上臂向上向外牵引；术者用双手握住患肢腕部，向外旋转并向下牵引及轻轻内收。三人协同，持续用力，肱骨头即可整复。此法简便，效果好，危险性也小。

（2）Kocher 法：可分解为四个步骤：外展牵引；外旋上臂；内收上臂和内旋上臂；肱骨头复

位。患者仰卧，术者立于身侧。右肩脱位者，术者右手握肘，左手握腕，用右手轻柔而持续地牵拉肱骨，同时逐渐外展；外旋前臂至 60°位；肘关节内收至胸前；最后内旋，将手放到对侧肩部，常在不知不觉中已完成复位。切忌手法粗暴，否则可引起肱骨上端螺旋骨折。

（3）Hippocrates 法：患者仰卧，术者立于伤侧，将穿袜的脚跟部顶在腋窝（左侧脱位用左足，右侧脱位用右足），双手握住腕部做拔伸牵引，足起反牵引以及杠杆支点的作用。从原姿势下牵引开始，先做轻度外展外旋，以后慢慢内收内旋，牵引时间要足够，改变牵引姿势要逐渐进行，以免继发上端骨折，当肱骨头滑入肩盂时，可感到响声，复位即完成，注意勿损伤腋部血管神经。

（4）Stimson 法：适用于年老体弱、有麻醉禁忌证者。患者俯卧，上肢下垂于床侧，前臂做皮肤牵引，依靠重锤牵引复位。

复位后一律摄 X 线片检查，证实满意。上臂置于内收、内旋、屈肘 90°功能位，用三角巾悬吊胸前 2～3 周，固定期间鼓励患者主动练习肘、腕和手指，但禁止做外展、外旋活动。去除固定后，行各个方向肩关节操练，防止肩关节周围粘连。

二、肩关节盂下脱位

上肢处于外展、外旋、上举位时，暴力沿肱骨干传导，肱骨头和肱骨颈受到肩峰的阻挡，成为杠杆的支点，使肱骨头向下向前滑脱，冲破关节囊下壁，便可发生肩关节盂下脱位，其治疗同肩关节前脱位。

三、肩关节后脱位

极为少见，由直接暴力打击肱骨头向后脱位，或上肢处于屈曲内收位跌倒，手或肘部着地，外力沿肱骨向上传导，将关节囊后下部顶破，肱骨头脱出，为后脱位。

与前脱位相反，关节囊和盂缘是从关节盂后缘撕裂，有时伴有后缘骨折及肱骨头前内部压缩性骨折。肱骨头脱出位于肩胛盂后，停留在肩峰下或肩胛冈下。

临床可见喙突异常突出，肩前显示塌陷扁平，肩胛冈下部可摸到突出的肱骨头。摄 X 线片可明确诊断。

治疗简单，可采用 Hippocrates 法复位。但维持较困难，应保持于外旋位固定，用肩人字形石膏固定于上臂外展、后伸、外旋位。3 周后练习主动活动。

四、陈旧性肩关节脱位

1. 病理及临床表现

陈旧性肩关节脱位时，其体征、X 线检查与新鲜肩关节脱位相似，但因脱位时间较长，病理改变有所发展，关节周围和关节腔内血肿机化，形成瘢痕组织，并与周围软组织广泛粘连，关节囊破口封闭，肱骨头"冻结"在脱位的位置上，合并大结节骨折者，畸形愈合产生大量骨痂，更增加复位的困难。

2. 治疗

原则上尽量手法复位，如获成功，效果比手术复位为佳。

（1）手法复位：应先做尺骨鹰嘴牵引 7～10 日，使肱骨头牵到关节盂附近，复位时反复旋转、摇动脱位的肱骨头，松解肩关节的粘连和瘢痕组织，使活动范围逐渐扩大，使肱骨头与肩胛盂间无骨性阻碍，一旦肱骨头周围的"冻结"松解，肩关节活动范围显著增加，即可按新鲜脱位的手法进行整复。

操作用力应适当，手法应轻柔，动作宜缓慢，避免造成骨折或血管神经损伤等合并症。如经多次试行，仍不能成功，应放弃手法复位，并分析阻碍复位的原因。如复位成功，摄 X 线片，复位后治疗同新鲜脱位的治疗。

（2）切开复位：操作困难，且术后功能恢复差，需严格掌握指征；年轻力壮者，脱位时间久，手法复位不成功，合并有血管神经损伤，肱二头肌长头腱嵌入，关节周围有明显钙化或骨痂，大结节骨折，骨折块卡压在关节盂附近以及合并肱骨颈骨折者，可以采用此法。

多采用肩前内侧切口，分离起于喙突的联合肌腱，保护好腋神经血管束，显露肩胛下肌与关节囊，切开关节囊，暴露脱位的肱骨头和关节腔，清除瘢痕和粘连后，将肱骨头纳入肩胛盂，若有阻碍复位的因素，查明后做相应处理。有再脱位倾向者，可用 1mm 直径克氏针贯串肱骨头与肩胛盂做临时固定。

（3）肩关节融合术：适用于肱骨头关节面严重破坏、变形，虽经切开复位，仍可发生创伤性关节炎且功能活动不良者。常经肩外侧切口，将三角肌从锁骨、肩峰、肩胛冈上剥下，暴露锁骨外端与肩峰，纵切三角肌，向两侧分开后，保护好腋神经，显露肱骨上 1/3 和肩盂，用骨刀或圆锥凿去肱骨头与肩盂的软骨面，将锁骨与肩峰外端凿成粗糙面，并在肱骨大结节相对处凿一骨槽，锁骨外端肩峰根部用骨剪剪断上半部皮质，然后将肩峰外端扳下，嵌于大结节骨槽内，肩关节间隙内植入松质骨片，使肱骨头与肩盂粗糙面紧密相接。也可采用孟继懋式关节融合术，即除做盂肱关节内融合外，将肱二头肌长头自腱腹交界处切断，向上翻转，通过肱骨钻孔缝固于肩峰，以腱性固定来加强关节内融合的稳固性。术后以肩人字形石膏固定肩关节于功能位，3 个月后拆石膏，行 X 线复查，一般骨性愈合需 4～6 月。施行肩关节融合术的同时，将肩锁关节切除可加大和补偿术后肩胸关节功能活动的范围。

（4）肱骨头切除术：对高龄、不参加体力劳动，关节破坏、畸形严重妨碍功能者，以及有广泛软组织挛缩粘连明显神经压迫症状时，可考虑行肱骨头切除术，以期形成假关节，而保留肩关节的部分活动功能。

（5）功能锻炼法：主要适用于年老体弱、脱位已久、局部不痛、无血管神经压迫症状者，尽管肱骨头处于移位的部位，盂肱关节活动完全受限，但仍可以通过肩胸关节的活动获得一部分功能。

五、习惯性肩关节脱位

习惯性肩关节脱位多见于青年人和中年人，常系新鲜肩关节脱位后处理不当，如虽经复位，未做必要的固定，以致脱位后的病理情况未能纠正而发生。

1. 病理

病理改变主要有：前侧关节盂唇和关节囊的撕裂，或盂缘骨折及磨损，失去防止肱骨头向前脱位的屏障。肱骨头后外侧凹陷性骨折，或磨损变平，只要肱骨头外旋至一定角度，该处即能滑过盂缘发生再脱位。

2. 临床表现及诊断

轻微外伤即可脱位，如乘车时手拉扶手、穿衣时伸手入袖、举臂挂衣甚至打呵欠动作时，肱骨头即可滑出关节盂，脱位后肩痛常不剧烈，但肩关节活动障碍明显，肩关节松动，周围肌肉有不同程度的萎缩，手法复位比较容易，有的患者可以自行复位，但复位后容易复发，常引起患者精神痛苦和负担。X 线摄片可有骨质普遍疏松，在肱骨内旋 60°～70°位摄 X 线片，有时可发现肱骨头后外侧的凹陷骨折。

3. 治疗

习惯性肩关节脱位的治疗，主要依靠手术，方法很多，针对各种病理情况，可以酌情选择使用。

（1）关节囊折叠法：肩关节前内侧切口进入，在肩胛下肌止的内侧 2cm 处，纵行切开关节囊前壁。在肱骨头内旋位，将关节囊肩胛下肌的外侧部缝固于盂唇软骨缘，再将关节囊内侧部折叠缝合其上，以加强关节囊前壁。此法适用于多数骨质无缺损的患者。

（2）关节囊肩盂缝合法：在肱骨头内旋位，将关节囊和肩胛下肌的外侧部缝合于肩盂前缘，注意是将外侧部缝于肩胛骨颈部的软组织上，而不是关节盂的骨上，再将肩胛下肌的内侧部重叠缝合其上。此手术适用于关节囊盂唇破坏及肱骨头有部分缺损的患者。

上述手术的关键在于确定切开关节囊及肩胛下肌的位置，也即关节囊和肩胛下肌外侧部的长短。因外侧部太短时，肩关节外旋活动受到严重限制，难于适应工作和生活的需要；而外侧部太长时，则对肩关节外旋活动限制不够，仍有可能再脱位。通常将上臂外旋 45°，通过肩胛下肌摸清肩胛盂前缘，在此位置切断肩胛下肌，切开关节囊比较适合，切口不宜太高，以防损伤肱二头肌长头肌腱。术后应用三角巾或绷带将上肢固定于胸部 3～4 周，然后开始主动活动，6 周后加强功能锻炼。

（3）肩胛下肌肌止移位术：系将肩胛下肌的肌止从肱骨小结节移至大结节，以限制肩的外旋，避免再脱位。

通过肩前内侧切口，将上臂外旋，显露肩胛下肌，将该肌上下缘分开，追踪至肱骨小结节附着点，深度达关节囊。从肱骨小结节上凿下一"V"形薄骨片，包括肩胛下肌止点，慎勿伤及肱二头肌沟。将上臂内旋，显露大结节，在大结节嵴上凿一楔形骨槽，将肩胛下肌的游离端连同附于其上的骨片，用粗丝线缝在骨槽内，周围软组织包埋残端，然后缝合肩胛下肌腱上、下缘。

注意大结节嵴上骨槽的选定，宜限制肩关节外旋 50%为度。术后应用绷带将上肢固定于胸部 3周，6 周后加强肩部肌肉锻炼。

（4）骨阻滞术：系将肩盂的缺损填平，并使之加高，以阻滞肱骨向前脱位。

肩前内侧切口，显露肩胛下肌，在小结节稍内方切断肩胛下肌，再于肩盂之外切开关节囊。检查关节内的病理情况，将 1cm×2cm×0.5cm 的髂骨块用螺丝钉固定于肩胛骨颈，增加肩盂的厚度，然后将盂唇缝于骨块上，术后肩人字形石膏固定患肩于外展 15°，内旋 5°位，3 周后拆石膏，4 周后练习旋转活动，3 月后开始重体力工作。

第三节　肩锁关节脱位

肩锁关节为一滑动关节，其关节面平坦呈椭圆形，轴线向后，锁骨关节面斜卧于肩峰关节面上。有时关节囊中夹一软骨盘，形状为盘状或半月形。从正面看锁骨外端骑于肩峰上，节间隙自外上向内下有一 50°的倾斜度，关节囊薄弱，但有上、下肩锁韧带加强，并有坚强的喙锁韧带和喙肩韧带分别将锁骨外侧端和肩峰紧扣于喙突上。喙锁韧带纤维从喙突的后内面起止于锁骨外侧端，包括斜方韧带和锥形韧带两部分。是上肢主要的悬吊韧带。肩锁韧带主要控制肩锁关节水平方向的活动，而喙锁韧带控制垂直方向的活动。在喙锁韧带完全损伤后，锁骨外侧端将有明显向上移位，部分损伤时移位通常并不明显。肩关节上举活动中，肩锁关节有 20°之活动范围。肩锁关节脱位，占肩部损伤骨折的 12%。

（一）损伤机制与分类

由侧位摔倒，上臂内收，患肩直接着地引起者占 70%。外力使肩及锁骨向内下方移位，使锁骨的下缘抵于第 1 肋骨上，第 1 肋骨形成支点，从而使肩锁韧带及喙锁韧带受到牵拉之力，此时可发生锁骨或第 1 肋骨骨折或可损伤肩锁韧带（Ⅰ型损伤或轻度扭伤）。外力较大时可使肩锁韧带断裂，造成锁骨外侧端前后方向不稳，或有轻度向上移位（Ⅱ型或中度损伤）。暴力更大则进一步造成三角肌与斜方肌肌纤维自锁骨及肩峰上撕裂，以及喙锁韧带断裂（Ⅲ型损伤或重度损伤）。偶尔喙突受喙锁韧带牵拉，发生撕脱骨折，而韧带本身仍保持完整。Ⅲ型损伤主要发生在 20 岁左右的年轻人。

此外，尚有锁骨外侧端向后方移位的特殊类型肩锁关节损伤，因锁骨不表现出有向上的移位，甚至在 X 线片上也不能显示出锁骨外侧端的移位，故易漏诊。

当上肢伸展位摔倒时，通过上臂、肱骨头到肩峰传导的间接外力，亦可损伤肩锁关节（占 5%），由于外力使肩胛骨向上外方移位，使喙锁间距变窄，一般不会损伤喙锁韧带。外力足够大时，可以造成肩锁关节的严重损伤，也可造成肩峰骨折或肩关节向上脱位。

个别病例由于强大外力垂直作用于锁骨外侧端可有肩锁关节骨折脱位，锁骨外端移位到喙突以下的情况。

（二）临床表现及诊断

（1）Ⅰ型损伤：肩锁关节处有轻至中度肿胀及疼痛，无畸形、无锁骨外侧端之移位或不稳定现象，可有压痛，活动时加剧。喙锁韧带部位无压痛。早期 X 线片无异常；晚期 X 线检查，有时可发现肩锁关节部位有软组织骨化影。

（2）Ⅱ型损伤：疼痛及肿胀较严重，锁骨外侧端高于肩峰，局部有压痛，按压锁骨外侧端时，有浮动感，推移锁骨中段时，可感到水平方向有前后不稳，喙锁间隙常有压痛。X 线片示锁骨外侧端轻度向上撬起，肩锁关节间隙略有增宽，偶然可发现，锁骨外侧端或肩峰骨折。在重力牵拉下，摄肩关节应力 X 线片，可显示喙锁间隙有明显增宽现象。陈旧损伤时，可发现肩锁关节或喙锁间隙有骨化现象。

（3）Ⅲ型损伤：肿胀、疼痛明显，患者常用健肢托住患肢肘部，以减轻疼痛，锁骨外侧端上撬，顶起皮肤，肩部形成"阶梯状"畸形。肩锁关节，喙锁间隙以及锁骨外 1/3 均有明显压痛，活动锁骨外侧端时，上下及前后方向均有不稳定现象，肩关节的任何活动，均可使疼痛加重，外展时尤甚。正常喙锁间距为 1.1～1.3cm，增宽＞5mm 以上，说明喙锁韧带完全断裂。必要时，可摄双肩应力 X 线片，以资对照。

（三）治疗

1. Ⅰ型治疗

对症处理，采取制动措施，以免再损伤，可用上肢吊带或三角巾保护 3～7 日，以减轻疼痛，利于消肿，便于尽早功能锻炼。

2. Ⅱ型治疗

一般采用非手术治疗。固定方法较多地采用上肢吊带及加压包扎、粘膏固定、支具加背带固定、"8"字绷带、上肢外展位牵引及石膏固定等，目的为持续控制锁骨外侧端向下，使其复位，以利于肩锁关节的关节囊及韧带的修复和愈合，2 月内应避免提重物和剧烈运动。如伤后半年仍有症状，考虑行肩锁关节手术探查，必要时做锁骨外侧端切除，其长度应＞2cm，或直达喙锁韧带附着点外缘，术后用三角巾或吊带制动患肢 2 周。

3. Ⅲ型

治疗可试行确实的外固定 4～6 周，8～10 周后允许肩关节做充分活动。如不能奏效，则应考虑手术治疗，肩锁关节脱位常用以下几种术式。

（1）切开复位克氏针内固定术：沿肩峰和锁骨外侧端前上缘做一锁骨上切口，其内侧端可在三角肌和胸大肌之间向后下弯曲延伸，避免切断头静脉。从锁骨和肩峰的前缘，在骨膜下剥离三角肌，并向下牵引，显露肩锁关节、喙突后肩锁韧带的斜方及冠状部分。去除瘢痕纤维组织，在断裂的喙锁韧带上用丝线或尼龙线做褥式缝合，暂不结扎，当在肩峰外缘侧插入两枚克氏针（两针相距 2cm），方向对准肩锁关节，并在该处交叉，暂不将针插过肩锁关节，然后进行肩锁关节复位，将克氏针插过肩锁关节，进入锁骨 3cm，固定复位，并剪去针尾，仅留 1/2cm 于骨外，弯成钩形，埋于组织内。结扎预先缝在喙锁韧带上的缝线，缝合肩锁关节囊，三角肌及锁骨外膜，缝合皮肤切口。术后用 Velpeau 绷带法，绷扎患肩，或用吊带悬吊，2 周后开始活动，8 周后去除克氏针。

（2）切开复位、内固定和喙锁韧带重建术：切口与切开复位克氏针内固定术的切口相同，显露喙突，切除喙突上的喙锁韧带残端，切开喙突上方的锁骨骨外膜，掀起骨膜，将备接纳重建之喙锁韧带。从大腿外侧取一条长 15cm、宽 2cm 的阔筋膜条，在长轴的方向，将其折成两层，然后将其绕在喙突和锁骨之间，但暂不缝合切口，将肩锁关节复位，用克氏针固定如前，然后拉紧阔筋膜条，重叠后用褥式缝合法缝合。术后用 Velpeau 绷带固定患肩 4 周，然后开始主动锻炼，8 周后拔除内固定针。

（3）锁骨外侧端切除术：在锁骨外侧端的前缘做一短切口，剥离骨膜在锁骨外侧 2～3cm 处，用线锯锯断锁骨，将其切除，将骨端锉钝，锉光。并用骨膜和软组织包裹粗糙面，有人主张切除锁骨外 1/3。术后用绷带固定患肩 1 周，以后开始主动锻炼。

（4）肌肉动力移位：1965 年 Dewar 和 Barrington 报告用移位喙突连同附着之喙肱肌和肱二头肌短头肌腱到锁骨上，并用螺丝钉固定用以治疗陈旧性肩锁关节脱位的病例。借助喙肱肌和肱二头肌短头向下牵引固定。亦可采用喙突和锁骨螺丝钉内固定术。

第四节　肘关节脱位

肘关节为屈戍关节，包括肱尺、肱桡和上尺桡关节，由肱骨滑车、尺骨上端半月形切迹、肱骨小头、桡骨小头组成。肱尺、肱桡关节可做屈伸活动，上尺桡关节与前臂的旋转运动有关。关节的稳定性主要依赖肱骨下端与尺骨上端的解剖联系，关节囊两侧的侧副韧带和桡骨头环状韧带加强这种联系。

肘关节脱位在四肢大关节脱位中较多见，尤其是肘关节后脱位，与其解剖特点有关。

一、肘关节后脱位

（1）损伤机制：肘关节关节囊的前后方比较薄弱，对抗向后脱位的力量差。加上尺骨喙突短小，跌倒时手掌撑地，上肢外展、肘关节过度伸直，或上肢前屈，肘关节微屈，外力沿尺骨纵轴上传，鹰嘴突尖端撞击鹰嘴窝，产生一个杠杆作用，使止于喙突的肱前肌及关节囊撕裂，肱骨下端前移，桡骨头与尺骨喙突同时滑向后方而脱位，尺骨喙突常居于鹰嘴窝内。此为典型的肘关节后脱位。肘关节的尺、桡侧副韧带同时撕裂或撕脱，则可伴有侧向移位，骨端移位严重时，更引起尺神经牵拉伤。

（2）临床表现及诊断：有典型的外伤史，肘部肿胀，活动明显受限，肘关节处于 45°屈曲位，肘窝饱满，鹰嘴突在肘后部特别隆起，其顶部可见一明显凹陷，肱骨内外髁和鹰嘴的肘后三点骨性关系改变，可借以与肱骨髁上骨折鉴别。

肘部正侧位 X 线片可明确诊断，了解脱位情况以及有无合并骨折。

（3）治疗：单纯肘关节后脱位，伤后应即时整复，一般复位容易。如在损伤现场，常可不用麻醉，但伤后数小时就诊者，局部肿胀、肌肉痉挛，以用臂丛麻醉为宜。

助手握住上臂，在对抗牵引的同时拉上臂向后，术者握住腕部，于前臂旋后位牵引。数分钟后，一手握前臂，另一只手抵住肱骨下端向后推压，在牵引下逐渐屈曲肘关节，屈肘超过 90°时，可感到或摸到肱骨滑车滑入鹰嘴凹的声响或弹跳，肘关节能继续屈曲，则提示脱位整复。

复位后将肘关节屈曲至 60°，应用石膏托固定，3 周后去石膏，逐渐开始肘关节的主动活动，但需避免强烈被动操练。

关节腔内积血较多者，应穿刺吸出，减少关节内粘连和骨化性肌炎的形成。

二、肘关节前脱位

较少见，可发生在肘关节微屈时，暴力由后方向前冲击，尺桡骨上部脱位至肱骨下端之前方，并常伴鹰嘴骨折。在小儿也可见无鹰嘴骨折者。

应在麻醉下复位，半伸直位对抗牵引，用力向后推送前臂，使鹰嘴突回到滑车的后方。鹰嘴骨折有移位时应切开复位。

三、肘关节侧方脱位

系由肘内翻或肘外翻应力引起侧副韧带及关节囊损伤所致，有时合并内、外髁骨折。复位时，肘伸直位对抗牵引，术者双手环抱肘脱位的一侧，两手拇指推挤肱骨远端，其余四指向相反方向拉拢尺桡骨上端，以恢复正常关节关系。

四、尺桡骨分离性肘关节脱位

相当少见。按尺桡骨脱位后的位置可分为两型。

（1）前后分离型：是前臂过度旋前损伤的结果。环状韧带及骨间膜撕裂，桡骨小头脱位到肱骨下端的前方，在暴力继续作用下，尺骨脱向后方。体征可见肘部前后径显著增宽，肘后三点骨性标志完全改变，早期发生明显肿胀。

（2）内外分离型：较前后分离型更少见。尺桡骨分别脱位于肱骨下端两侧，尺骨在内侧，桡骨在外侧。强大的暴力引起广泛损伤，不仅侧副韧带，环状韧带甚至骨间膜都有破坏。检查可见肘部左右增宽明显，肿胀显著。

复位时应在麻醉下，缓慢、持续的牵引，伸肘位，必要时过度伸肘。一般先将尺骨整复，再在桡骨小头加压。复位不太困难，但复位后，应注意预防桡骨头再脱出，肘部可维持在 90°或 70°～80°屈曲位石膏后托固定。

如果手法复位失败，必须手术复位，要特别注意内侧副韧带及环状韧带的修复。常有尺骨复位成功，而桡骨小头因环状韧带阻挡影响整复，需及早手术，纠正病理情况及修复韧带。

术后或手法复位后石膏固定 3 周，以后 2 周晚间固定。肘部抬高防止严重肿胀，并密切观察手部血液循环。早期应用理疗，接着开始主动功能操练，有助于消肿、改善循环、保留功能，要十分重视防止广泛纤维化及骨化性肌炎的产生。

五、陈旧性肘关节脱位

肘关节脱位超过 3 周者，为陈旧性脱位。但肘部脱位在 10 日以上，整复就比较困难，主要的原因是关节软骨失去关节液的营养，逐渐退变剥脱。脱位的关节间隙充满肉芽结缔组织和瘢痕。关节囊侧副韧带与周围组织均有不同程度的挛缩和粘连。治疗方式根据脱位时间而定。

（1）手法复位：一般脱位时间不长，应先试行手法复位。脱位时间越短，复位的成功率越高。伤后 3 周左右，麻醉下闭合复位仍可获成功。切忌暴力，防止骨折。

有外伤性骨化性肌炎可疑征象者，不宜重复进行手法复位。

（2）牵引加手法复位：伤后 2～3 月的单纯性成人后脱位，可以先行鹰嘴突骨牵引，将关节内外的纤维粘连和瘢痕松解，使挛缩的肱二头肌伸展延长，当 X 线片证实桡骨头与肱骨小头已无重叠，尺骨喙突牵到滑车边缘，即可在麻醉下试行整复。两助手对抗牵引，先稍过伸肘关节，而后在牵引下慢慢屈肘，术者用双拇指顶住鹰嘴突，用力前推，其余四指把住肱骨下端使劲后拉。逐渐将肘关节屈曲到 90°位，经 X 线片证实后，应用石膏托固定。

（3）切开复位：伤后数月，但关节面完整或有轻度损伤，无外伤性骨化性肌炎者可以采用。肘后正中弧形或"S"形切口，肱三头肌舌状切断并向下翻转，从后方显露关节，松解粘连，细致清除关节腔内肉芽和瘢痕组织，保护好关节软骨面并注意勿伤及肘前方的肱动脉。屈肘整复，仔细止血。不稳定者由鹰嘴向肱骨下端钻入不锈钢针一枚做暂时制动。术后长臂石膏后托固定肘关节于功能位 3 周。抬高患肢，鼓励患者做手指、腕关节、肩关节活动。3 周后去石膏，拔钢针，加强主动功能锻炼。

（4）肘关节切除筋膜成形术：适用于关节面严重破损或肱骨下端与尺骨上端合并骨折的成年患者，工作要求有较大的活动幅度，但又不是重体力劳动者。

手术切除肱骨下端1～1.5cm，并切除尺骨鹰嘴尖部，然后用阔筋膜覆盖骨面，使皮下面贴骨，光滑面向外，阔筋膜边缘缝固于骨端的骨膜或软组织上，以起良好的衬垫作用，再将骨端对合，试行活动，达到要求后，将肘屈曲90°，用直径2mm不锈钢针钻入，自尺骨鹰嘴穿至肱骨下端，防止滑脱，术后长臂石膏后托固定，3周后去除，并拔针，开始功能活动。

（5）肘关节融合术：适用于陈旧性脱位伴有创伤性关节炎，并要求手臂用力劳动，而肘关节活动功能要求不高者。

将尺骨与肱骨关节面的软骨凿去，并切除桡骨小头，将肱骨下端置于尺骨鹰嘴半月切迹内，屈肘于功能位，取髂骨块6cm×2cm×0.6cm，植于肱骨下端后面，并以3枚螺丝钉固定之，再将尺神经移位于肘前内侧，长臂石膏管型固定8～12周，至X线片显示有坚强骨性融合。

（6）人工肘关节置换术：手术指征同关节成形术。按人工关节的类型，切除桡骨头，修整尺骨上端和肱骨下端，插入大小合适的肘关节假体，试行伸屈活动满意后，缝合切口，术后石膏托固定，待软组织愈合后，早期进行功能锻炼。

第五节　桡骨头半脱位

桡骨小头半脱位即牵拉肘，也称 Malgaigne 半脱位。多发生在 4 岁以下的幼儿，男孩比女孩多，左侧比右侧多。一般由父母、保姆或同伴突然牵拉或抬举患儿的手部或腕部引起，如挽儿童急速过街、上梯或上坡、穿衣脱袖，以及幼儿绊跌，父母迅速拉住其手防止跌下时发生。

（一）损伤机制

有两种可能，一是幼儿肘关节的骨骼、肌肉、韧带均不够坚强，桡骨头发育尚未完善，桡骨头较小，几乎和桡骨颈等粗，关节囊比较松弛，当肘关节突然受到牵拉时，腔内负压将关节囊和环状韧带的一小部分折叠吸入桡骨头和肱骨小头间的间隙，并暂时卡住，阻碍桡骨头的复位。

二是前臂旋后时，桡骨头前面尖状隆起，环状韧带与之对抗；而旋前位时，桡骨头前方较平，牵引时环状韧带紧张，滑越桡骨头。

（二）临床表现及诊断

较典型，有纵向牵拉的外伤史，患儿因痛而哭泣，拒绝使用患肢取物或做上举动作。前臂处于旋前位，肘关节呈半屈状。肘虽可屈伸，但旋后受限，不仅肘部，常常整个上肢拒绝活动，根据外伤史及典型症状可以诊断有时初学者可误认为锁骨骨折或其他上肢损伤，甚至摄许多X线片未获阳性发现。桡骨头半脱位的X线表现是没有价值的，仅在于排除桡骨颈骨折或肘部其他损伤时偶需进行。

（三）治疗

手法多能整复，无须任何麻醉。术者一手把持肱骨，防止旋转上臂，并用该手拇指放在桡骨小头部，以便触诊和必要时局部加压；另一只手握住腕部上方，操纵旋前、旋后活动，通常将前臂旋后，并指压桡骨头，可得复位，并可听到或感觉到桡骨头滑入关节的弹响。患儿疼痛立即消失，并能使用患肢，但因幼儿难以合作，并因恐惧，常继续哭泣且不敢活动，此时家长抱患儿离开医务人员，多可试出患肢情况。如旋前、旋后活动均达正常，即表示脱位已经整复。

一般无须制动，但易于复发，故应说服家长注意避免牵拉患肢，以防反复发生。经常脱位者，复位后应用腕颈带悬吊患肘于屈曲位 3～5 日。

第六节　桡尺近侧关节脱位

（一）损伤机制

桡尺近侧关节由桡骨头环状关节面与尺骨桡切迹构成，桡骨头被附着在尺骨桡切迹前后缘的环状韧带约束着。桡尺近侧关节脱位，主要指桡骨头的脱位，单纯性桡骨头脱位并不多见，而合并有尺骨干上 1/3 骨折的桡骨头脱位，即 Monteggia 骨折比较常见。

单纯性外伤性桡骨头脱位主要见于儿童，多为间接暴力引起，一侧上肢突然受到猛烈的牵拉，前臂处于旋前位，伤力与桡骨纵轴平行，使关节囊破裂、环状韧带撕裂。同时因肱二头肌收缩，桡骨头被拉向肘前外方，引起肱桡关节脱位。有时移位的桡骨头可损伤桡神经或骨间背侧神经，引起相应的神经症状。

（二）临床表现及诊断

桡骨头局部有压痛和肿胀，伤侧肘关节保持在半屈位，前臂旋前位，肘关节屈曲和前臂旋转活动受限，前臂在做旋转活动时可在皮下摸到移位的桡骨头，有桡神经损伤时，表现为拇指背伸和四指掌指关节背伸功能障碍。

X 线检查可协助诊断，排除桡骨头和桡骨颈的骨折，并除外尺骨上段或鹰嘴突的骨折。

（三）治疗

以手法复位为主，取臂丛麻醉。伸直前臂，把持伤腕部向远端做牵引，在伸肘同时，并内收肘部，将拇指在肘窝部自前方向肘后按压桡骨头，迫使其回纳复位。一旦复位，肘屈伸及旋转功能立即恢复，应用长臂石膏后托固定于屈肘 90°位，3 周后拆石膏，开始功能锻炼。

手法复位后不能维持，桡骨头反复弹出者说明有关节囊或环状韧带破裂，软组织嵌顿于关节腔内，阻碍桡骨头回纳复位，应考虑手术切开复位，并将关节囊与环状韧带破裂处整复、修补。

陈旧性桡骨头脱位，关节囊、韧带必须切开后才能整复者，可于复位后做环状韧带重建术，应用前臂深筋膜或阔筋膜再造环状韧带，术后以长臂石膏托固定 3～4 周。去除固定开始功能操练。

如桡骨头脱位时间已久，头已发育过大无法复位，在成人必要时可施行桡骨头切除术。

第七节　桡尺远侧关节脱位

（一）损伤机制

桡尺远侧关节是双枢轴滑膜关节，由尺骨小头与桡骨的尺骨切迹及尺骨小头与三角盘状软骨构成，前者由桡骨下端尺侧缘和尺骨小头关节面组成。桡骨下端尺侧缘的背侧和掌侧各有桡尺背侧韧带和桡尺掌侧韧带附着至尺骨下端桡侧的背侧与掌侧，两者均较松弛。尺骨小头与桡骨尺侧缘之间主要有三角纤维软骨相连，其基部位于桡骨尺侧缘，尖端附着于尺骨基突基部小凹中，它分隔桡尺远侧关节与桡腕关节，与三角骨之间构成独立的关节囊，是桡尺骨下端相互拉紧与联系的主要结构。不如桡尺近侧关节稳定，容易受到损伤。

正常时，尺骨作为旋转轴心，桡骨的尺切迹围绕尺骨小头做 150° 左右弧形旋转，主要功能即为旋前、旋后活动。旋转过程中，腕掌部受到阻力或掌部固定而前臂仍继续用力旋转，其轴心将离开尺骨小头而向桡侧方向移动，使桡、尺骨远端间的距离增加，加上极度旋前或旋后时，软骨盘的背侧或掌侧紧张度增大，造成软骨盘撕裂，如用力拧螺丝刀、扣排球、旋转扣、摇摆等运动。又如，跌倒撑地时，腕部于背屈位遭受旋转剪力或分离伤力作用，也可引起三角纤维软骨撕裂或桡尺掌侧、背侧韧带破裂。

（二）临床表现及诊断

本病容易漏诊，常在伤后数日或数月才获得诊断。外伤后腕部疼痛，主要限于尺侧半，旋转腕部时，如拧毛巾、洗衣服等疼痛加剧，甚至出现弹响。患手握力减弱，不能端举重物，体检桡尺下关节处局限性压痛，尺骨小头较正常更为向背侧隆起，桡尺骨上下被动活动度增加。除常见的尺骨头向背侧移位外，还有向掌侧移位的，由直接暴力引起的脱位，更为罕见。

X 线检查，正位上桡尺骨下端间隙增宽，侧位片显示尺骨下端向背侧移位，X 线片阴性不能除外桡尺下关节损伤，因为三角软骨不显影，做患侧、健侧对比摄片更好。必要时可做碘剂造影，在腕关节腔中注入造影剂，正常时仅充盈于软骨盘远侧面的桡腕关节腔中，软骨盘破裂时，造影剂即由破裂缝隙进入桡尺远侧关节间隙。

（三）治疗

新鲜脱位以手法复位，一般无须麻醉，将尺骨向桡侧和掌侧挤压复位，然后应用短臂石膏托固定前臂于中立位。如尺骨小头向背侧脱位明显者，复位后前臂应固定在旋后位，少数向掌侧脱位者则固定在旋前位，3～4 周后拆石膏，开始功能锻炼。

有人主张应用长臂石膏固定，以充分制动，并延长固定至 6～10 周，以利韧带愈合及尺骨茎突骨折的愈合等。

陈旧性尺骨头脱位，手法难以成功，但仍以一试为宜。症状明显者可考虑尺骨小头切除术，以解除疼痛，稳定关节并改善功能，术后上短臂石膏托固定 2～3 周，拆石膏后加强功能锻炼。术后握力有一定程度减弱。长期桡尺远侧关节疼痛者，一般宜采用保守治疗，局部注射乙酸氢化可的松，应用弹力护腕套保护，可减轻症状，增加关节稳定性，一般经半年至 1 年，可望症状获得减轻。

手法治疗失败，漏诊的，以及疼痛、无力、不稳、旋转受限制的，又经药物、封闭、理疗、体疗等仍不奏效者，还可采用其他手术法。

（1）切开复位术：一般用于损伤在 2 个月以内者，需探查并修复损伤的三角软骨。

（2）尺骨远端切除：用于损伤超过 2 个月者，切除尺骨远端 2.5cm 以下，如残端不予腱固定，则尺骨远端常翘起显示不稳定，不仅腕部变形且感无力。

（3）Lauen stein 手术：桡尺远端关节融合，自体植骨及螺钉固定。

（4）软组织重建手术：如筋膜悬吊、维持尺骨头于桡骨 S 形切迹内，重建下尺桡韧带，修复三角软骨和腱固定术。

第八节　掌指关节脱位

同指间关节脱位相比，掌指关节脱位较为少见，屈曲暴力引起的脱位以背侧关节囊撕裂为主，整复容易。而过伸位损伤掌骨头常穿破掌侧关节囊上的纵行裂口突向掌面，由于裂口状如钮孔，使掌骨头嵌顿，在拇指拇长屈肌的子骨也可卡夹于关节面之间，往往导致手法复位失败多，需手术整复。但有可能时，则应尽力闭合复位，并用石膏托屈曲位固定 3 周，早期功能锻炼。

有时可以合并小片撕脱骨折，侧副韧带完全断裂，如不修补或固定，数周后将会产生严重的和永久性的不稳，或韧带在伸长状态愈合，引起关节的习惯性半脱位。反复创伤发生关节肿痛，功能障碍将愈益严重。

拇指的掌指关节脱位往往指骨向掌侧移位，偶尔向背侧或向侧方移位。用牵引或直接加压于复位骨上常不能使之整复。如手法整复失败，则应考虑手术整复。做侧方切口，若不足够，应做"Z"形切口。即在第 1 节指骨近端尺侧做 1～2cm 纵切口，沿皮纹横贯关节掌面做一横切口。然后再在掌骨颈桡侧，另做一纵切口，当嵌入组织，包括关节囊、骨膜或子骨挑出后使掌骨颈复位，这样脱位便得到整复，以免瘢痕影响关节活动，一般不应在拇指掌面做中线切口特别是跨越关节的切口。

示指掌指关节脱位是极少见的损伤。像拇指的相应损伤一样，需做切开整复。切断掌侧软骨板和掌骨浅横韧带是解除禁锢第 2 掌骨头的重要步骤。

第九节　骶髂关节脱位

（一）损伤机制

骶髂关节是组成骨盆环的 部分，躯干的重力传达到下肢，必须通过双侧骶髂关节，骶髂关节在骨盆环的后部，负重的需要使其发育肥厚。骶髂关节是微动关节，关节间隙仅 0.2～0.4mm。其前后有致密坚强的骶髂前韧带和骶髂后韧带、骶髂骨间韧带联系，通常骶髂关节不易发生外伤、脱位。

强大的暴力如挤压、辗轧伤等作用于骨盆，可以发生骶髂关节半脱位或脱位。近年来开展的经髂骨截骨骨盆延长术，应用不当时可引起骶髂关节移位。妊娠期由于激素的作用，骶髂关节松弛，活动度增加，但当产后，乃逐渐恢复至正常。

骨盆骨折引起的骶髂关节脱位，大部分伴有髂骨、耻骨、坐骨的骨折，以及耻骨联合分离，单独损伤少见。

（二）临床表现及诊断

外伤性骶髂关节脱位多有明显的外伤史，如交通事故、工伤事故、房屋倒塌或高处下坠等。常因伤情严重，出现失血、休克等表现，也可以有骨盆骨折伴有的并发症，如下尿路损伤、直肠损伤、大血管损伤、神经损伤，以及其他部位损伤或骨折。

检查时，骨盆前后方或侧方挤压分离试验阳性，骶髂关节局部可以肿胀、发绀、血肿形成。X线摄片可以明确骶髂关节有分离。

骶髂关节半脱位即使移位不大，也可引起持续性疼痛和无力，局部压痛，髂骨略向后推移，并移向中线，髂后上棘比对侧更接近体表，更靠近棘突。仔细做X线检查，能发现髂骨与骶骨背部重叠比正常增多，髂骨关节面比骶骨关节面稍高，这是由于髂骨在骶髂关节处沿纵轴旋转之故，脱位的一侧因为髂骨外旋，闭孔相对较小，坐骨结节过度突出。

陈旧性的骶髂关节半脱位和脱位，可由许多试验证实。单腿站立并跳跃，患侧承重时局部疼痛，为负重试验阳性，骶髂关节可在三维平面内活动。在三个方向加以杠杆作用的应力，出现疼痛为阳性。如Gaenslen试验，即在矢状面内测试，将身体靠近床沿仰卧，健腿屈髋屈膝，并由一手扶持以固定骨盆，患侧髋部过伸下压时出现疼痛，是为阳性。

额状面内测试验，即令患者侧卧位，检查者一手握住膝以下小腿，另一只手把持同侧肩部，然后把腰髋完全屈曲，并将大腿与骨盆在额状面内向上下旋转，出现骶髂关节疼痛，是为阳性。

横截面内测试验，患者取坐位，检查者面向患者，用两腿内侧挟住患者两膝，稳定骨盆，以两手扶患者双肩，将患者躯干做左右旋转活动，出现疼痛即为阳性。但腰骶、腰间关节病变及腰肌劳损也可因疼痛而阳性。

综合上述检查方法，可以判断有无陈旧性骶髂关节损伤及脱位。骨盆截骨下肢延长术后，骶髂关节疼痛，X线片发现骶髂关节下缘间隙增宽，超过健侧，可以诊断为骶髂关节分离或半脱位。

（三）治疗

外伤性骶髂关节半脱位者，可以手法整复，俯卧位直接加压于骶髂关节，并向前旋转，似书页合拢状。有时症状可获立即解除，往后只需卧床2~3周即可。但局部不适，特别是向前弯腰时，可能要持续数月。

骶髂关节脱位明显移位者，宜用牵引加骨盆悬吊整复。骨盆兜带向上牵引，并指向对侧，使对侧骨盆产生挤压的内旋力。除健肢做固定牵引外，患肢并做加重持续牵引治疗，维持6周，多能使脱位整复，软组织有牢固愈合。

陈旧性骶髂关节脱位，则适宜于手术融合。沿髂嵴后1/3，经髂后上棘转向外下方6cm，自骨膜下翻起髂翼后部软组织，在骶髂关节相对处，凿下2cm×2cm的髂骨，去除关节软骨面与部分骶骨翼成一方形凹穴，然后再将取下的小块髂骨片打入其中，术后石膏裤固定2月。也有应用肌蒂骨瓣或带臀上动脉蒂的髂骨瓣做转位移植的，借以提高骶髂关节的融合率。

第十节　耻骨联合分离

（一）损伤机制

骨盆骨折，常并发耻骨联合分离，由于受力部位不同，可产生耻骨联合左右分离及上下错位等情况。一般较大的耻骨联合分离，往往伴有骶髂关节损伤，主要是由于前后暴力及垂直剪应力作用于骶髂关节所致。

（二）临床表现及诊断

耻骨联合处有固定压痛，活动时症状加重，尤其在单肢负重步态周期内疼痛更为明显。在耻骨联合处出现肿胀瘀青或可扪到一不太明显的分离间隙，骨盆分离挤压试验（＋），X 线片可见耻骨联合间隙增宽征象。

（三）治疗

由于耻骨联合分离，导致髂骨间距增宽，骶骨固定不稳，并相对向前滑移。结果破坏了骨盆环整体性结构不同部分的互相依存关系，并降低其力学阻力。故必须根据不同情况分别予以妥善处理。

轻度单纯性耻骨联合分离，一般只需卧床休息 4～6 周，并可用骨盆束带固定，一旦疼痛消失，即可负重活动，不会后遗功能障碍。根据 X 线片情况分析：如左右分离明显，应行骨盆悬吊治疗，让两悬吊绳互相交叉，利用两侧向心压力，使分离的耻骨联合重新对合；对重叠或上下移位者，则用双下肢骨牵引疗法，以健侧牵引固定骨盆，患侧牵引纠正移位，一般需 6～8 周，也可牵引 4 周，待错位纠正后，换石膏裤继续固定 4 周。对移位严重者可同时视情况联合应用骨盆悬吊与下肢骨牵引治疗，必要时则需行切开复位及内固定术。双下肢骨牵引疗法，除健侧做维持牵引外，一般应选用患侧股骨髁上牵引，并根据骨折移位情况，调整伤肢体位。牵引重量要足够，以占体重 1/7～1/5 为宜，一般为 10kg，且不能过早减量，否则有再移位的危险。

第十一节　髋关节脱位

髋关节的结构十分稳定，股骨头和髋臼关节面的接触部几占整个球面，其角度值为 180°，股骨头深陷于髋臼内；股骨头圆韧带与髋臼中央窝相连，关节囊、韧带坚强肥厚，髋周围肌肉丰硕强壮。因此一般不容易脱位，通常只有强大的暴力才能使之脱位，多见于车祸、高处坠落伤以及对抗性强的体育运动时，损伤同时可以伴有其他部位的严重伤，如高速公路上车祸造成的头颅伤、胸腹伤以及其他下肢严重伤，有时会遗漏髋脱位的诊断，延误治疗，在多发性损伤患者，应该考虑外伤性髋脱位的可能性，迅速及时地做相应的检查治疗。

按照脱位后股骨头的移位情况，可以分为后脱位、前脱位、中央性脱位三种类型，股骨头位于髂前上棘与坐骨结节联线（Nelaton 线）的前者为前脱位。反之为后脱位，向盆腔方向脱位者，为中央性脱位，股骨头可突破髋臼底，甚至进入盆腔。

一、髋关节后脱位

髋关节后脱位最为常见。

1. 损伤机制

当髋在屈曲位时，外力使大腿急剧内收并内旋，股骨颈前缘抵于髋臼前缘形成一个支点，因杠杆作用迫使股骨头向后上方脱出所致。

屈髋时，与股骨纵轴平行的来自前方暴力作用于膝部（如撞车时前座乘客屈髋位或双小腿上下交叉位），股骨头突破后方紧张的关节囊；或来自后方的暴力作用于骨盆（如弯腰工作时塌方致伤），使髋臼随骨盆向前下移位，均可引起后脱位。

2．病理改变

股骨头常由后关节囊髂股与坐股韧带之间的薄弱区穿出，圆韧带撕裂，而前关节囊及髂股韧带多保持完整，致患肢呈典型的屈曲、内收、内旋和缩短畸形。可伴有髋臼后上缘的骨折。

3．临床表现及诊断

根据典型的外伤史，伤肢疼痛，不能行动；体检呈特征性的屈髋、内收、内旋和下肢缩短畸形；伤侧臀部隆起，可触及股骨头，大转子向后上移位，被动活动呈弹性固定以及局部压痛和肌痉挛等，不难做出诊断。惟在严重、多发性损伤时，需注意髋脱位之可能，避免因其他损伤掩盖髋脱位之诊断，在同侧股骨骨折或膝部外伤时，应仔细检查髋部，防止漏诊。

X线检查，除常规拍摄髋正侧位X线片外，有时应加拍斜位片，以确诊髋关节脱位，了解移位的方向和程度，股骨头可移位于坐骨大孔或髂骨部位，并可发现是否并发髋臼骨折等。

4．治疗

（1）手法复位：新鲜髋关节后脱位，只要全身情况允许，均应早期进行手法复位。髋部肌肉丰富，一般均应采取腰麻、硬膜外麻醉或全麻，不要因办理入院手续等耽搁，否则股骨头的血供将进一步受损。

一般在腰麻或其他合适的麻醉下，采用屈髋90°拔伸法。患者仰卧于地上，一助手用两手按压髂嵴，固定骨盆。术者面向患者头端，弯腰站立，使伤肢屈髋屈膝各90°，将患足抵于术者会阴部，用双手抱握于患者小腿上端，或用右手肘窝部套住伤肢腘窝部，逐渐用力垂直，向上拔伸提拉。对身强力壮者，还可用布单兜住患者小腿上端，套进术者项部，依靠项背部及向上站立的力量向上拔伸，并将股骨干轻轻摇晃旋转，使股骨头滑入髋臼，股骨头复位时，常可听到或觉察到弹响声，畸形立即消失，患髋恢复正常解剖关系，马上伸直髋部，轻度外展，维持对位，然后应用沙袋、绷带、多头带固定，或石膏托连腰固定，患肢旋伸髋与20°外展位，或者皮肤牵引3～4周，一般8周后负重步行，若失败可用Bigelow法（回旋法）。

Stimsom法，用于无严重、多发性损伤，且能配合的患者，利用重力作用，以持续牵引促进肌肉松弛。患者俯卧位，助手稳定骨盆，扶持健肢，并让健髋伸直，伤髋屈曲，下肢悬垂于床边。重力牵引伤肢，外加手法向下牵引、旋转，然后内收，使股骨头滑入髋臼，手法也须轻柔，不得使用暴力。

（2）切开复位：单纯性新鲜后脱位很少需要手术复位，只适用于手法复位失败者；髋臼后上缘合并大块骨折，难以整复或整复后严重不稳者；髋关节脱位伴有股骨骨折者等。

切开复位常可发现阻挠股骨头复位的因素有：关节囊、韧带、肌肉等软组织破口呈纽扣状圈套紧锁于股骨颈部，阻挡股骨头复位；髋臼被破裂的关节囊倒卷占据，不能容纳股骨头。

一般采用硬膜外麻醉，侧卧位或侧俯卧位，自髂后上棘下外方5cm起，沿臀大肌方向切开达大转子，再沿大转子后缘向下延伸5cm，切开深筋膜，分开臀大肌纤维，切开臀大肌在阔筋膜上的附着处，显露坐骨神经及髋关节外旋肌，将大腿内旋，在大转子后缘切断梨状肌、上孖肌、闭孔内肌及下孖肌，并拉向内侧，保护好坐骨神经，即达髋关节后囊，可见脱位的股骨头，若有移位的髋臼碎片也能见到，将阻碍复位的因素去除将股骨头复位。髋臼碎骨片可用 1~2 枚螺丝钉固定，切口逐层缝合。术后制动，一般 3~4 周如有关节不稳可以连腰石膏托或骨牵引维持 6~8 周。

如并发股骨干上 1/3 骨折，可同时进行髓内钉固定手术。

二、髋关节前脱位

髋关节前脱位比较少见。

1. 损伤机制

当股骨强力急骤外展并外旋时，大转子顶撞髋臼上缘，以此为支点形成杠杆作用，迫使股骨头向前方脱出；或当股骨外展、外旋位，外力由体侧向内下方直接作用于大腿近端或大转子，也可发生前脱位。

2. 病理改变

股骨头多由髂股韧带与耻股韧带之间的薄弱区脱出，同时有关节囊和圆韧带的撕裂，患肢呈外展、外旋和髋稍屈的典型畸形，并较健侧为长，腹股沟处可以扪及移位的股骨头。

根据移位股骨头的解剖位置，可将前脱位进一步区分为闭孔型、耻骨型和会阴型等。停留于闭孔处为闭孔型或低位型，移位于耻骨上支水平为耻骨型或高位型，会阴型比较少见。

前方腹股沟区合并损伤不多，偶可发现股动脉或股静脉损伤。

3. 临床表现及诊断

根据典型的外伤史，特征性的体征，伤髋外展、外旋和稍屈曲，并较健侧为长，以及髋前不同部位可扪及移位的股骨头，髋关节功能丧失，被动活动引起疼痛和肌肉痉挛，诊断不难明确。

X 线检查，髋关节正侧位 X 线片可明确前脱位方向、程度，以及有无合并伤。

4. 治疗

（1）手法复位：应尽早在麻醉下进行手法复位，一般并不困难，按 Addis 操作，患者仰卧于地，一助手固定骨盆，另一助手握住小腿上段，屈膝、沿原畸形方向用力牵引，术者用双手环抱大腿根部，将股骨头向髋臼方向推挤，同时令助手在牵引下内收患肢，常可听到股骨头的弹响，或觉察出股骨头回纳入髋臼的感觉。畸形当即消失，将下肢放低至伸直位，可肯定复位成功。也可用回旋法复位。

（2）切开复位：单纯性前脱位很少需要切开整复，如确实因软组织阻挡必须手术者，可经前外侧 Smith-Petersen 手术途径切开复位。

术后处理同髋关节后脱位。一般皮肤牵引 4 周，8 周后开始承重行走。

三、髋关节中央性脱位

髋关节中央性脱位介于前、后脱位之间。

（1）损伤机制：外力作用于大转子，股骨头直接撞击髋臼造成骨折，股骨头凸入盆腔内，向盆腔脱位，称中央性脱位。常见于汽车撞伤步行者，老年人较多见。

（2）病理改变：对关节的破坏性大，而关节囊及韧带损伤轻微，以骨与软骨的损伤为主，严重者骨盆内脏器官损伤，可因并发症而致死。

（3）临床表现及诊断：有外伤史，髋部疼痛，但症状较轻，功能障碍不严重，畸形也不明显，脱位严重者可发现伤肢缩短，大转子隆起不显著，髋部虽仍有屈伸运动，但无旋转运动。

X 线检查是确诊髋关节中央性脱位的主要手段，并可了解脱位程度。CT 检查对本病诊断亦有很大帮助。

（4）治疗：新鲜髋关节中央性脱位的主要治疗是持续骨牵引，最好采用合力牵引方式，即股骨髁上骨牵引沿股骨纵轴向下，股骨大转子穿钉骨牵引向外侧方，使两者合力与股骨颈纵轴一致。牵引重量在股骨干需 30kg，大转子 10～15kg，在牵引过程中如头已回纳应尽早锻炼髋关节活动。一般 8 周后去牵引，X 线片可见髋臼骨折处已坚固愈合，但承重行走需待 12 周后，如果髋臼骨碎片较大，应早期手术复位及内固定。

做髋关节前外侧切口，向下延伸至大腿上段外侧 12m，切入髂前窝，显露骨折部，并开始在髂骨嵴上做骨膜下剥离，向内牵开腰大肌及髂肌。推开内脏至对侧。手法将髋臼内板的大骨折块复位。必要时可加用骨锤轻敲内板，术毕，依层缝合伤口。

四、陈旧性髋关节脱位

脱位超过 3 周的称为陈旧性髋关节脱位，治疗比较棘手。应根据个别患者情况决定。采用中西医结合疗法，可使一部分患者获得整复。如为后脱位，一般先做 1～2 周骨牵引，以克服关节囊、韧带、肌肉等软组织挛缩，使股骨头下降至髋臼水平，然后使用非暴力的松解手法，使股骨头与周围组织形成的粘连与瘢痕松解，达到充分松动后，再按新鲜脱位的手法复位方法整复，注意避免手法粗暴发生并发症。

手法复位失败而估计关节软骨面尚完整者，可行重力牵引或切开复位，术中清除髋臼窝内的瘢痕组织，但不要损伤关节软骨面。

脱位已逾数月者过于陈旧者，如症状不重，能从事劳动，可不做处理或仅以病理鞋垫高患肢。如症状明显，功能障碍严重，可在骨牵引已使股骨头下降接近髋臼水平的基础上做转子下截骨手术以改进功能。年老者可酌情选用人工关节置换术；年轻者关节面如破坏，关节不稳定者，可考虑做髋关节融合手术。

五、髋关节脱位的合并伤和并发症

髋关节脱位最常并发股骨头无菌性坏死、坐骨神经损伤、髋部骨化性肌炎以及创伤性关节炎等，其合并损伤，以髋臼骨折多见。

（1）髋臼骨折：常见于后脱位时髋臼后上缘的损伤，股骨头复位后髋臼骨折片有的可以接近解剖复位，骨片大者常不能复位，可以应用切开复位钢板螺丝钉内固定术。一般可见髋臼后上缘的骨折块呈三角形，以向内向前移位为多见，将骨块整复，并用螺钉固定。螺钉应斜向上，指向髂嵴的中线，进入有足够厚度的髂骨内，避免影响负重功能或发生创伤性关节炎。

中央性脱位时髋臼骨折呈粉碎性，只需早期功能锻炼，促使关节面塑形光滑，无需特殊处理。

（2）股骨头骨折：见于后脱位，因股骨头的内下部被臼缘撞击或由圆韧带牵拉引起骨折，骨折片小多留在臼内易于坏死难以愈合，股骨头复位后如仍未能解剖复位，应行手术切开骨片清除术，避免关节内生成游离体影响活动，由于手术创伤较大，应谨慎选择。

（3）股骨干骨折：也见于后脱位，骨折畸形的体征可掩盖脱位，以至漏诊，甚至高达 50% 以上，因此股骨干中段以上骨折者摄片均应包括髋关节，早期仍有可能手法复位髋脱位后，再处理股骨骨折，一般以平角髓内针固定为宜，或做牵引治疗。陈旧性如为忽略性髋脱位，也需手术整复。

（4）坐骨神经损伤：多见于后脱位，常见为挫伤或牵拉伤，以腓总神经麻痹症状为主，出现足下垂，足趾背伸无力，一般通过复位，解除压迫，多在数月内自行恢复。神经探查与松解手术仅适用于部分保守治疗无效者。

（5）股骨头无菌性坏死：占髋脱位10%～20%。常为区域性，主要发生在股骨头后上部，呈三角形的坏死区，该部损伤血管为圆韧带血管及关节囊的后上群血管，早期诊断甚为困难，X 线片有改变时为时已晚。近年来应用的双磷酸盐作闪烁摄影，可在伤后数周做出诊断，诊断率达95%。病理改变主要有头坏死、囊性变、塌陷、关节腔狭窄、骨增生等，主要症状为疼痛、跛行、伤肢缩短、畸形和活动障碍，最后发生关节强直。早期发现者以保守治疗为主，通过牵引，减少负重，待坏死区自行修复。晚期者应考虑人工股骨头置换术、髋关节融合术等。近年来也常应用关节滑膜切除术、带血管蒂髂骨移植术、股骨颈钻孔术等增加股骨头血供。作为姑息性手术则可应用闭孔神经切断术来缓解症状。

（6）创伤性关节炎：髋关节中央性脱位髋臼底骨折、后脱位时臼缘骨折以及无菌性坏死后都可导致创伤性关节炎。主要病理改变为关节软骨退变，失去光泽和弹性，变薄、变硬，其可脱落游离；关节边缘代偿性骨增生，软骨下骨质硬化及有囊性变；创伤性滑膜炎、水肿、渗液和肥厚。临床表现主要是疼痛，进行性的关节活动受限，X 线片见髋关节间隙变窄，关节面不平整，臼缘和股骨头软骨缘骨刺增生，软骨下骨质硬化和囊样变等，预防其发生远比治疗本身重要。轻者可休息、理疗、关节腔内激素注射及做牵引制动；重者可分情况施行关节融合术，人工关节置换术，粗隆间外展截骨术以及骨赘摘除、肌肉松解等手术。

第十二节　髌骨脱位

髌骨的上缘与股四头肌腱相连，下缘通过髌韧带止于胫骨结节，两侧为股四头肌扩张部包绕止于胫骨髁。

股四头肌与髌韧带的轴心关系很易引起髌骨的向外侧脱出，因股四头肌自上向下、向内，髌韧带则垂直向下，髌骨位于此两轴线交叉所成的角上。由于股内侧肌有向内上方牵引的作用力，尤其其最低位的横向纤维，可以阻止髌骨向外脱出，维持其正常位置。

（一）损伤机制

髌骨后面稍隆起，与股骨下端内外髁之间的凹陷互呈关节面，如果股骨外髁发育差、髌骨沟浅，髌骨更易发生外侧脱位。

髌骨脱位分新鲜外伤性脱位与习惯性脱位两种。

新鲜外伤性脱位多由直接暴力作用于髌骨一侧引起。外侧脱位最多，由股内侧肌及股四头肌内侧扩张部撕裂所致；因股四头肌外侧扩张部破裂引起的内侧脱位较少见；少数患者股四头肌断裂，髌骨向下脱位。

习惯性脱位者，主要由于新鲜髌骨脱位未经良好治疗。关节囊内侧松弛，股内侧肌萎缩，肌力减退，以及股骨髁骨折畸形愈合，股骨下端髌骨关节面的外侧塌陷。另外，小儿股骨下端、胫骨上端外侧骨骺损伤后遗有膝外翻也是相关因素。

（二）临床表现及诊断

多有明显外伤史，膝关节前有肿胀、压痛，并呈半屈位，可触及撕裂的关节囊或肌腱，表现为局部凹陷，髌骨脱位方向与暴力作用方向有关，多见移位于股骨外髁外侧等异常位置上。

X 线摄片，正侧位片可以明确显示髌骨移位的方向及其程度。

习惯性脱位者，起初几次疼痛较剧烈，膝关节呈半屈位，经牵引与手法将髌骨向内侧推压，复位较易。有些患者可自行复位，随着多次的脱位与整复，膝关节疼痛减轻，但因反复多次的损伤，可产生创伤性滑膜炎、膝关节积液、肿胀。浮髌试验阳性。常因行走不慎，突发髌骨脱位，可致伤肢软弱，引起跌倒。

（三）治疗

外伤性髌骨脱位，无明显先天性缺陷因素的，一般无须手术治疗，常可自行复位，或经手法整复。然后应用石膏固定 3 周，为促进股内侧肌弹性再发育，应坚持股四头肌功能操练，并可使用感应电刺激股内侧肌，以增强肌力。

髌骨习惯性脱位则以手术治疗为主，手术方法很多，强调要针对主要缺陷选择不同术式。目前趋势以综合性手术受到推崇，疗效也较好。Hauser 方法应用较广，即髌韧带和胫骨结节内移术，适用于股内侧肌萎缩与撕裂者，或股骨外髁关节面轻度塌陷者。取膝前内侧切口，将皮肤和深筋膜向两侧牵开，暴露髌骨、髌韧带与胫骨结节，用骨凿将髌韧带附着的胫骨结节处凿下，包括长方形的一块骨皮质。并自下而上地锐性分离韧带外缘及髌骨外缘的股四头肌外侧扩张部，在胫骨结节内下 1.5cm 处，凿一相同的长方形骨块，取出后，将髌韧带上的骨块移植入此新部位，以一枚螺钉固定，凿下的骨块可移至原胫骨结节方洞内。若内侧关节囊明显松弛，可纵行切开重叠缝合，为提高股内侧肌的牵拉能力，也可同时在游离后移位缝固于髌骨前外下方。术毕，石膏固定膝关节于伸直位 8 周，拆石膏后进行膝关节伸屈操练。本手术宜在 15～30 岁间进行。14 岁以前，有可能破坏胫骨骨骺，发生膝反屈；30 岁以后，已发生继发性软骨变化，多须进行髌骨切除。

其他有应用股骨髁上楔形截骨术，纠正严重膝外翻畸形，治疗膝外翻为主引起的髌骨脱位。若膝外翻顶角在胫骨上端，也可做胫骨髁下楔形截骨术。对于关节囊过度松弛的伤员，则可做关节囊成形术，将内侧关节囊纵切 14cm×1.5cm 的条状筋膜，远端切断游离，关节囊切口间断缝合。长条筋膜之远端，自内向外通过股直肌，翻转后再缝至内侧关节囊，以加强内侧关节囊的力量，术后长腿石膏托固定 4～6 周。

第十三节　膝关节脱位

膝关节是全身最大、结构最复杂的关节，其周围及关节内有强有力的关节囊、韧带和肌肉的保护，结构坚固，因此发生脱位机会较少，而且往往可自行复位，在临床上常误诊为韧带断裂。受伤机制多为强大的暴力直接作用于股骨下端或胫骨上端，以及股骨下端在固定的胫骨上端上强力旋转所致。

（一）病理及分型

依胫骨上端脱位的方向可分为前脱位、后脱位、内侧脱位、外侧脱位以及旋转脱位五种。前脱位最为常见，多由过伸的暴力造成。完全性脱位时，不但有关节囊的破裂，还有十字韧带、内外侧韧带以及肌肉的撕裂，半月板也可发生破裂或移位，前脱位主要是后关节囊及十字韧带撕裂，而后脱位则易有伸膝装置的损伤，如髌韧带的断裂。单纯前、后脱位时，侧副韧带常不断裂，撕裂的关节囊有时形成钮扣孔状，将一侧股骨髁卡住，影响复位。

腘窝内的神经血管也可以合并损伤，腘动脉的上端固定在内收肌裂孔处，下端固定在比目鱼肌腱弓下，两端相对固定，此段又有五个分支，软组织覆盖很少，因此腘动脉及其分支损伤常见。腓总神经虽不如动脉固定，但自股骨外髁向下绕经腓骨颈部，也可因过度牵扯而损伤。

（二）临床表现及诊断

有明显的强大暴力外伤史，膝部疼痛，肿胀，活动严重受限，畸形多很明显。胫骨上端向前、后或侧方移位，呈弹性固定，关节腔及周围出血较多，组织瘀青肿胀显著，可有异常活动。有的因自行复位而不表现明显的畸形。

X线检查可以明确脱位的类型以及有无合并骨折。

（三）治疗

膝关节脱位诊断确定后应做急诊处理，绝大部分能闭合复位成功。通常采用腰麻或硬膜外麻醉以使肌肉松弛，患者仰卧，一助手握住伤肢踝部，顺纵轴牵引下肢，术者根据脱位的方向，用双手推挤或提拉胫骨上端即可复位。复位后应用长腿石膏固定膝关节于屈曲 15°～20°位，共 6～8 周，石膏自腹股沟部至踝部，固定中应积极锻炼股四头肌，髋关节及踝关节也应练习活动。6 周后可扶拐下地行走，拆石膏后，在股四头肌肌力基本恢复及膝关节比较稳定的情况下，才能负重行走。如膝关节尚不稳定，过早负重行走，滑膜易遭损伤，常继发创伤性滑膜炎，可加强不负重的股四头肌操练，以及应用护膝来防止。

切开复位适用于关节囊撕裂形成钮扣孔卡住股骨髁阻碍复位者；有腘动脉损伤，出现血液循环障碍者。神经损伤一般为牵拉伤，可以允许闭合复位并观察。脱位后广泛的韧带撕裂及关节囊损伤是否需进行修补尚无统一意见，但从治疗趋势来看，应多考虑修补及重建，以求关节的稳定。

膝关节脱位的严重后果是忽略血管损伤的诊断，而延误治疗，可以造成肢体坏死及截肢的可能。另外，关节不稳定以及活动受限常是主要的后遗障碍，应积极设法予以预防。

第十四节　距骨脱位

距骨上与胫骨下端相连接，下连跟骨与舟状骨，其表面 3/5 为软骨面，距骨损伤后容易发生创伤性关节炎和无菌坏死。

距骨脱位可分距骨完全性脱位及部分距骨脱位，后者主要指骨折以后的距骨体发生脱位。

（一）损伤机制

背屈损伤造成的距骨颈骨折和距骨体脱位最为多见，常见于机动车驾驶员在足踩刹车时撞车。

有人称为飞行员骨折，因飞行意外，飞机俯冲时，飞行员足踩控制板强烈背屈引起，胫骨前缘劈裂距骨颈，造成距骨颈骨折，跟骨结节嵌于距骨体下。暴力消失时，因跟腱等的弹性回缩，足再次跖屈，距骨体向后移位，脱出至踝穴后方，并向外旋转，骨折面向外上侧，常合并有内踝骨折。

内翻与跖屈暴力主要造成距骨周围脱位。足在强力内翻位损伤，跗骨向内侧脱位，而距骨仍留在踝穴内，称距骨周围脱位。如果距骨不仅与其他跗骨分离，也自踝穴内脱出，则为距骨的完全性脱位。

（二）临床表现及诊断

外伤后出现足部痛、肿、畸形，以及功能障碍。踝部与跗骨的正侧位 X 线片，可以明确各种距骨脱位的类型，读片时应特别注意距骨体与踝穴的关系、距舟关节与距跟关节的解剖关系。

（三）治疗

1. 距骨颈骨折伴距骨体后脱位

脱位的距骨体位于跟结节内侧，并有旋转移位，内踝与跟腱之间的皮肤紧张，可以坏死、感染，距骨体回纳至踝穴十分困难；距骨体容易发生无菌性坏死。胫后血管神经束又易受压，产生并发症。因此必须尽早整复。

首先进行手法复位，重复脱位的机制，先使背屈增加，后跟前移，即恢复至脱位瞬间的姿势。同时用手帮助整复，让距骨体回纳入踝穴，然后将足跖屈，整复距下关节，同时用拇指向前推顶，稳定距骨体，防止再脱位。

手法复位不能成功，则可采用跟骨骨牵引，增大跟骨与胫骨间的空隙，然后外翻足跟，用手推压距骨体，纳入踝穴。

闭合复位成功率不高，大部患者需进行手术整复，切口选在后内侧，先将胫后血管神经束游离、保护。扩大关节间隙，必要时需切断后内侧肌腱，甚至跟腱，以将距骨体回纳，一旦显露充分，回纳就不困难，然而维持距骨体的位置稳定并不容易，常需应用一枚螺丝钉固定之，手术后以管型短腿石膏固定 2～3 月。内踝骨折常有一片骨膜瓣嵌于内踝与胫骨之间，可另做小切口，整复后，用一枚螺丝钉固定。

2. 距骨周围脱位

手法整复时，首先必须使足跖屈，只有这样，才能外翻和外展，也才能使脱位得到整复，一旦整复，常很稳定，石膏固定患足于 90°背屈位，维持 6 周。

3. 距骨完全脱位

典型者为向前、向外侧移位，以致距骨处于足的背外侧，在踝关节前方的皮下，常使皮肤撕裂而成开放性脱位，治疗的关键在于尽一切可能避免切除距骨，整复后多能恢复极好的功能。即使发生无菌性坏死，也有可能血管再形成。距骨如被切除，很难纠正内翻畸形和肢体短缩，而且术后再做胫跟关节融合将有困难。

手法整复时也要重复损伤机制，即弹力内翻和跖屈位，术者用双拇指挤压距骨后部，推向内侧和后侧，同时沿长轴纠正旋转。

手法整复失败时，可用跟骨牵引，拉开胫跟间隙，再重复上述手法。

复位后石膏固定患足于 90°位，如有无菌性坏死早期征象，必须延长石膏固定数月，直至再血管化完成。早期负重将加速创伤性关节炎的发生，必须避免。

4．并发症的处理

（1）距骨体缺血性坏死：由于通过距骨颈进入的营养血管损伤，距骨体缺血性坏死者并不少见，X 线片可见密度增深，注意侧位片距骨一部分与内、外踝阴影重叠，密度三倍于正常骨，应根据没有重叠骨影的区域来观察密度改变。缺血性坏死可能大者，石膏固定应延长数月。

（2）创伤性关节炎：踝关节和距下关节容易发生创伤性关节炎，可见于伤后数月或数年，若只有一个关节受累，应做该关节的融合术。即使是两个关节均受累，也应进行两个关节的融合术。有人采用距骨切除术，效果很不理想。胫-距-跟融合术效果较好，指胫-距与距-跟关节面切除后，用同侧高位胫骨干的移植片，向下滑动嵌入胫骨、距骨，并插入跟骨，可用一枚螺丝钉做上段植骨片固定，术后足虽僵硬，但稳定和完全无痛，可使病员行走时无跛行，能跑、跳，恢复一定活动。

第十五节　跖跗、跖趾、趾间关节脱位

一、跖跗关节脱位

（1）损伤机制：跖跗关节脱位多因直接暴力所致，常见有重物压伤，车轮辗轧或前足遭受扭转暴力等，临床常见者有第 1 跖骨向内侧脱位，第 2、3、4、5 跖骨向外侧脱位以及两者同时存在的形式。脱位有时可伴有跖骨基底骨折，以第 1、2 跖骨为多见。

外旋或旋前的扭力可使前足脱位，也可撕裂第 1、2 跖骨基底，甚至撕裂足背动脉，也有动脉受压或牵伸痉挛者，这均可影响足部的血液循环，因此，既要仔细检查和密切观察足部的血供，又应该及时和完全地整复脱位。

（2）临床表现及诊断：主要有局部疼痛、肿胀、足弓塌陷、足变宽畸形，以及活动受限不能行走。X 线摄片检查可显示跖骨的移位方向，以及发现合并存在的骨折。

（3）治疗：新鲜闭合的跖跗关节脱位，应先试行手法复位，在麻醉下，由助手分别握住前足和足跟做持续牵引，术者根据跖骨移位方向做相反方向挤压，跖骨向内移位者应向外推压，跖骨向外移位者应向内推压，以达到整复的目的。整复以后如不稳定，仍有移位倾向者，可用直径 1mm 的克氏钢针将跖骨基部固定于相应跗骨，外加石膏托固定，术后抬高伤足，注意观察足部血液循环，6～8 周去除石膏托，拔除钢针。

开放性跖跗关节脱位者，可在清创手术同时，整复跖跗关节，并应用克氏钢针固定。陈旧性跖跗关节脱位，如为单个跖骨脱位，可在相应跖骨基底之背部做纵行切口，切开后，脱位端以逆行法应用克氏钢针做贯串固定，将跖骨固定于相应跗骨上；四个跖骨均脱位者，可在足背部沿跖骨基底做弧形横切口，彻底清除关节腔隙中的瘢痕组织，直至关节软骨面。但注意勿将其损伤，复位后，选其中 1～2 个跖骨用克氏钢针固定，术后应用短腿石膏托固定 6～8 周后，拔除钢针。

陈旧性跖跗关节脱位合并创伤性关节炎者，因疼痛剧烈，功能障碍明显，可做跖跗关节融合术。手术切口同切开复位，暴露后将骨端和关节腔的关节软骨面切除后对合，并分别于每根跖骨上做克氏钢针固定。术后短腿石膏管型固定 8 周以上，直至 X 线片显示骨性融合后才拔除钢针。

二、跖趾关节脱位

跖趾关节脱位多见于跗趾，常因踢撞硬物而引起，有闭合性，也可为开放性。脱位后局部疼痛、肿胀，典型畸形为跗趾趾骨向背侧移位，跗趾短缩，跖趾关节过伸，以及趾间关节屈曲。

治疗时应尽早做手法复位，可用绷带套住跗趾，向足背和足尖牵引，使足趾过伸，跖骨头侧可脱离屈跗肌腱的缠绕，然后向上向前牵引，以手指顶住跖骨头，用拇指将近节趾骨基底向下压，即可整复。术后以背侧石膏托或压舌板固定，3 周后去除固定，开始功能锻炼。

三、趾间关节脱位

趾间关节多因足趾撞触硬物或扭伤而引起，也可因过伸暴力引起，以背侧脱位最为常见。临床上表现为局部疼痛、肿胀、畸形，诊断多不困难。X 线检查可发现有无撕脱骨折。治疗一般无须麻醉，给予牵引后即可复位，复位后，可用邻趾固定 3 周后行操练活动。

参考文献

[1] 蔡效信. 创伤骨科疾病诊治[M]. 北京：科学技术文献出版社，2017.

[2] 李从达. 临床创伤骨科[M]. 北京：科学技术文献出版社，2017.

[3] 孙军. 实用骨科诊疗学[M]. 北京：科学技术文献出版社，2017.

[4] 于晓兵. 骨科手术要点[M]. 北京：科学技术文献出版社，2017.

[5] 褚楷. 现代创伤骨科手术实践[M]. 北京：科学技术文献出版社，2017.

[6] 陈彦华，韩军，张承峰，宋阳. 新编创伤骨科诊疗技术[M]. 北京：科学技术文献出版社，2017.

[7] 黄俊伍. 创伤骨科基础与临床诊治技术[M]. 北京：科学技术文献出版社，2017.

[8] 王涛，陈宣煌. 实用创伤骨科基础与临床治疗实践[M]. 北京：科学技术文献出版社，2017.

[9] 李强. 现代创伤骨科诊疗学及手术技术[M]. 北京：科学技术文献出版社，2019.

[10] 李春亮. 创伤骨科临床诊疗方案[M]. 北京：科学技术文献出版社，2019.

[11] 陈红卫. 创伤骨科基础与手术技术[M]. 北京：科学技术文献出版社，2016.

[12] 徐林. 创伤骨科急救与手术学[M]. 北京：科学技术文献出版社，2016.

[13] 于文军. 创伤骨科诊疗学[M]. 北京：中国纺织出版社，2018.

[14] 沙连生. 创伤骨科诊疗实践[M]. 北京：科学技术文献出版社，2018.

[15] 潘檀. 现代骨科手术精要与进展[M]. 北京：科学技术文献出版社，2017.

[16] 孔德海. 骨科常见疾病诊断与治疗[M]. 北京：科学技术文献出版社，2017.

[17] 马洪亮. 实用骨科基础与临床诊治[M]. 北京：科学技术文献出版社，2017.

[18] 王华. 骨科临床诊疗与新进展[M]. 北京：科学技术文献出版社，2017.

[19] 陈彦华，韩军，张承峰，宋阳. 新编创伤骨科诊疗技术[M]. 北京：科学技术文献出版社，2017.

[20] 赵滨，王钦存，袁艾东. 现代骨科基础与临床治疗[M]. 北京：科学技术文献出版社，2017.

[21] 邓卓军，郭旋，申川. 骨科急症临床处理与监护[M]. 北京：科学技术文献出版社，2017.

[22] 潘晓辉，何奎乐，周红光. 实用骨科临床新技术[M]. 北京：科学技术文献出版社，2017.

[23] 辛俊卿. 创伤骨科基础及护理[M]. 北京：科学技术文献出版社，2018.

[24] 孙永建，梁卫东，李伟成. 创伤骨科手术操作与技巧[M]. 北京：科学技术文献出版社，2018.

[25] 张英泽. 临床创伤骨科流行病学（第3版）[M]. 北京：人民卫生出版社，2018.

[26] 叶建平，崔豫宝，钟刚. 临床骨科创伤救治和康复[M]. 北京：科学技术文献出版社，2018.

[27] 管西亮. 现代骨科创伤临床诊断与治疗[M]. 北京：科学技术文献出版社，2018.

[28] 蒋协远，公茂琪. 积水潭医院创伤骨科治疗技术[M]. 北京：科学技术出版社，2019.

[29] 孟宪宇. 实用骨科医学[M]. 北京：科学技术文献出版社，2017.

[30] 李振坚. 常见骨科疾病的诊治[M]. 北京：科学技术文献出版社，2017.

[31] 顾峥嵘. 新编骨科诊疗学[M]. 北京：科学技术文献出版社，2017.

[32] 任记彬. 现代骨科手术学[M]. 北京：科学技术文献出版社，2017.

[33] 胡永久. 创伤骨科诊断与手术治疗技术[M]. 北京：科学技术文献出版社，20016.

[34] 董晖. 新编创伤骨科诊断治疗策略[M]. 北京：科学技术文献出版社，2016.

[35] 张新潮. 创伤骨科手术治疗与术后康复[M]. 北京：科学技术文献出版社，2016.